# 공중보건학

김정진

교학연구사

## 저자 소개

김정진

서라벌 대학 피부미용과 교수

# introduction

오늘날 경제 발달로 물질의 풍요속에 문화수준이 매우 향상됨에 따라 대다수의 사람들은 "건강"에 많은 관심을 갖고 있다.

또한 웰빙과 복지국가의 시대라는 21세기에 대학에서 보건분야를 전공하는 많은 학생들이 교양 필수 학문으로 공중보건학을 뽑을 수 있을 것이다.

본 공중보건학은 많은 사람들의 관심거리인 건강에 대해 포괄적으로 접근해 봄으로써 지역사회의 많은 사람들이 위해 요소나 스트레스를 최소화하면서 보다 건강한 삶의 질을 영위할 수 있도록 심층 분석해 보았다.

보건학의 범위가 매우 광범위 하지만 본 저서는 총 8장으로 구성되어 지역사회 주민 모두가 건강을 예방한다는 측면에 포커스를 맞추어 자세하고 심도있게 다루면서, 나아가서 보건학도들에세 기초보건의 학문적 접근과 이해가 쉽도록 최근의 자료(표)를 많이 수록하였다.

많은 점이 부족하지만 앞으로 더욱 보완해 나갈 것을 약속드리며, 본 저서가 출간될 수 있도록 물심양면으로 도움을 주신 양철문 사장님을 비롯하여 교학연구사 관계자 여러분께 진심으로 감사를 드립니다.

2010년 7월

김정진

# CONTENT

CONTENT

# CONTENT

## CONTENT

Chapter

# I 공중보건학의 개념
(Conception of Public Health)

## 1. 건강의 개념

### 1) 건강의 개념

#### 1 건강의 어원

- '완전한' 이라는 고대 영어에서 파생
- whole → hale → health
- 협의적 의미 : 질병(disease) 이나 아픔(illness)이 없는 상태
- 광의적 의미 : 안녕한 상태

#### 2 건강 개념의 변천

- 19세기 이전 : 신체개념
- 19세기 이후 : 심신개념
- 20세기 : 생활개념

## 2) 건강의 정의[1]

### 1 Claude Bernard(1859, 프)

건강이란 외부환경의 변화에 대하여 내부환경의 항상성이 유지되는 상태이다.

### 2 W. G. Wylie(1877)

건강이란 유기체가 외부환경 조건에 부단히 잘 적응하여 나아가는 것이다.

### 3 H. E. Sigerist(1951)

건강이란 자연과 문화, 습관과의 제약 하에서 일정한 리듬 속에 살고 있는 우리들의 신체가 생활상의 요구에 잘 견디고 여러 가지 생활조건의 변화에 대하여 일정한 범위 내에서 신속히 적응할 수 있도록 내부 여러 기관의 조화와 통일이 유지되는 상태이다.

### 4 C. C. Wilson(1955)

건강이란 행복하고 성공한 생활을 조성하는 인체의 상태로서 비록 신체적 장애가 있다고 하더라도 건강하다고 할 수 있는 경우가 있다. 오늘날 의료기술로서는 아무 부위도 이상이 없고 생리적으로도 문제점이 없으며 사회적으로 훌륭히 일을 해 낼 수 있는 사람도 본인이 만족감을 느끼지 못하고 살 보람을 찾지 못한다면 주관적으로 건강하다고 할 수 없다.

1. 정희곤 外 4인(2004). 공중보건학. 광문각. p.20

### 5 Talcott Parson(1960, 美)

건강이란 각 개인이 사회적인 역할과 임무를 효과적으로 수행 할 수 있는 최적의 상태이다.

### 6 Newman

단순히 질병이 없다는 것만으로 건강이라 할 수 없고 모든 자질, 기능, 능력이 신체적으로나 정신적으로 또는 도덕적인 면에서도 최고로 발달하며 완전히 조화된 인간만이 진실한 건강자이다.

### 7 세계보건기구(WHO) 헌장의 정의 (1948. 4. 7)

건강이란, 질병이 없거나 허약하지 않다는 것만을 말하는 것이 아니라 신체적, 정신적 및 사회적으로 완전히 안녕한 상태에 있는 것이다.

> *Health is a complete state of physical, mental and social wellbeing and not merely the absence of disease or infirmity.*

## 3) 건강의 제 측면

- 신체적 건강(Physical health)
- 사회적 건강(Social health)
- 정신적 건강(Mental health)
- 정서적 건강(Emotional health)

- 환경적 건강(Environment health)
- 영적 건강(Spiritual health)

※ **건강의 증진** : 개인의 건강을 유지시키고 향상시키기 위하여 가족, 사회, 국가가 협력하여 개인의 건강 습관을 지속할 수 있도록 격려하는 것을 뜻한다.

※ **건강의 보호** : 생명의 연약함을 인식하는 것으로 환경요인과 같이 건강에 영향을 미치는 요인들이 끊임없이 발생하고 있다는 사실을 전제로 하고 있다.[2]

# 2. 공중보건학의 개념

## 1) 공중보건학의 정의

시대나 학자에 따라 다소 차이가 있다.

### 1 Winslow CEA (1877~1957)의 정의(1920. 3.)

*Public health is the science and art of preventing disease, prolonging life, and promoting health and efficiency through organized community efforts for*

a) the sanitation of the environment.
b) the control of communicable infections.
c) the education of the individual in personal hygiene.

2. 전계식(2000), 공중보건학, 정문각, p.12

d) the organization of medical and nursing services for the early diagnosis and preventive treatment of disease and
e) the development of the social machinery to insure everyone a standard of living adequate for the maintenance of health, so organizing these benefits as to enable every citizen to realize his birthright of health and longevity

즉, 공중보건학이란 조직된 지역사회의 노력을 통하여 질병을 예방하고 수명을 연장하며 건강과 효율을 증진시키는 기술이며 과학으로,

- 환경위생
- 전염병의 관리
- 개인위생의 개별교육
- 질병의 조기진단과 예방을 위한 의료서비스의 조직
- 건강을 적절하게 유지하는데 필요한 삶의 표준을 보장하기 위한 사회적 기전의 개발을 말한다.

## 2 W. G. Smille(1947)[3]

공중보건학은 가족에서부터 지역사회까지를 대상으로 하는 응용실천 과학이다.

3. 정희곤 外 4인, op. cit., p.26

## 2) 공중보건학과 예방의학의 비교

[표1-1] 공중보건과 예방의학[4]

| | 공중보건학(Public health) | 예방의학(Preventive medicine) |
|---|---|---|
| 목 적 | 질병의 예방, 수명의 연장, 육체적, 정신적 건강 능률의 증진 | |
| 연구대상 | 지역사회 · 국가, 인류 · 국민집단 | 각 개인과 그 가족 |
| 연구방법 | – 예방의학적 지식을 응용한 구체적이고 개별화된 공공사업에 관한 학문<br>– 보건통계학 | – 지역사회진단 등의 사업상 문제<br>– 자연과학적 의학지식<br>– 사회과학적 응용(개인, 가족의 영역 내)<br>– 기술적이고 구체적이며 기본적인 원리적 지식탐구의 입장 |
| 책임소재 | – 공공 조직<br>– 공공 책임 | – 각 개인과 가족<br>– 의료인의 자발적 참여로 실시 |

## 3) 공중보건학의 범위[5]

### 1 기초과학(Fundamental science) 분야

- 인체해부생리학(Human structure & function)
- 질병학(Science of diseases)

### 2 환경보건학(Environmental haelth science) 분야

- 대기론(Aerolog)
- 수질론(Water & water supply)
- 환경계분석(Analysis of environmental system)

4. 박재병(2007), 보건학개론강의록, 경북대 보건대학원, p.18
5. 정희곤 外 4인, op. cit., pp.27~28

- 위생곤충관리(Arthropods & rodents control)
- 의복보건(Clothing & health )
- 주택보건(Housing & sanitation)
- 식품위생학(Food hygiene)
- 산업보건학(Science of industrial health)
- 보건공학(Health engineering)
- 환경오염관리(Control of environmental pollution)

## 3 보건관리(Health service & administration) 분야

- 보건기획론(Health planning)
- 보건조직론(Organizational behavior of health institution)
- 보건정책분석(Health policy analysis)
- 보건행정(Health administration)
- 보건교육(Health education)
- 학교보건(School health)
- 보건영양(Public health nurition)
- 인구 및 가족계획(Population & family planning)
- 모자보건(Maternal & child health)
- 성인 및 노인보건 (Adult health & gerontology)
- 정신보건(Mental health)

## 4 역학 및 생정통계학(Epidemiology & biostatistics)

- 역학(Epidemiology)
- 전염병관리(Communicable disease control)
- 비전염병관리(Non-communicable disease control)
- 보건통계학(Health statistics)
- 생체정보과학(Bionics)

- 보건미생물학(Health microbiology)
- 보건기생충학(Health parasitology)

### 5 보건법규(Health laws & regulations)

### 6 기 타(Miscellaneous)

- 인류생태학(Human ecology)
- 지역사회보건(Community health)
- 예방의학(Preventive medicine)
- 보건간호학(Health nursing)
- 수의보건학(Veterinary health science)
- 구강보건학(Dental health science)
- 보건경제학(Health economics)
- 위생화학(Hygienic chemistry)
- 보건체육(Physical health)
- 보건사회학(Health sociology)
- 소독(Disinfection)

## 3. 공중보건학의 접근학적 대두 배경[6]

- 건강은 개인의 책임이 아니라 국민의 기본적 권리라는 의식이 대두되면서 건강에 대한 사회나 국가의 책임이 강조되기 시작하였다.

6. 장창곡 外 3인(1999), 공중보건학, 한국방송대학교출판부, p.6

- 지역사회의 보건문제는 매우 복잡하게 얽혀 있어 기존의 병 · 의원과 같은 치료를 전문으로 하는 의료기관 만을 중심으로 이를 해결할 수 없기 때문에 지역사회주민의 참여를 통한 다방면의 조직적인 지역사회의 대응을 필요로 한다.
- 인간의 질병은 생물학적인 요인 이외에는 지역사회의 물리적인 환경과 사회적인 환경에 밀접하게 연관되어 있으며, 지역사회 주민의 건강행위, 문화, 생활양식 등에 의해 영향을 받고 있다.
- 개인의 인구집단의 건강문제는 단순한 치료나 재활의 차원을 넘어 예방 및 건강증진을 하나의 연장선으로 연결하는 포괄적인 접근방법이 필요하게 되었다.
- 산업화, 도시화 되어가는 과정에 인구가 밀집하게 되고 개인의 건강문제가 주위의 다른 사람의 건강상태에 많은 영향을 받게 되었다.

# 4. 공중보건학의 역사적 변천과정

## 1) 서양의 발전 과정

### 1 고대 (BC ? ~ AD 500)

- 고대의술은 주술, 미신, 종교적 요소가 지배적이다.

(1) BC 4000년 인도문명

- 도시계획 → 목욕탕과 배수관 시설

(2) BC 3000 ~ 1500년 Minona, BC 3000 ~ 1000년 Cretan

• 변소, 배수 시설

### (3) BC 1552년 중국

• 마약, 구충제, 설사제, 빈혈 치료제, 피부병의 비소제 등 약제 출현

### (4) 인도 (BC1500년경)

• 당뇨병, 결핵, 천연두, 말라리아, 페스트 등에 대한 기록
* 브라만교 (Brahmanism) 법전 : 채식, 금주, 목욕, 청결유지 등 강조
불결은 최대의 적

### (5) 이집트 (BC 1000년경)

• 상하수도 시설 목욕법, 수육검사제도, 개인위생, 주택 청결법 등

### (6) 그리스 : 개인위생, 운동, 영양 등 중시

* Hippocrates(BC 460 ~ 377) : 장기설(Miasma theory)과 4액체설(혈액, 점액, 황담, 흑담) 주장
→ 인간의 건강은 생활양식, 기후, 지형, 공기상태, 음식 등 포괄적인 환경요인에 의해 질병을 발생시킨다는 설이다.

### (7) 로마

• 상하수도 시설 완벽, 가가호호 목욕탕 설비, 인구조사 실시 → 위생공학적 발전 특이

## 2 중세 (500 ~ 1500)

### (1) 암흑기

① **의학의 암흑기** : 질병은 신의 벌로 간주 → 의학 발전 없이 수도원이 병원 기능 대신

② **기독교의 종교적 경건사상** : 육체적 금욕의 행동 규범

③ **아라비아시대** : Avicenna(980~1037) 「의학경전」에 질병예방 기술 「코란경전」은 위생법규를 의무로 규정

③ **스콜라시대** : Friedrich 2세 불결물제거법, 시가청소법, 식품위생법, 건축위생법 등 제정

④ **로마시대** : 방역의사, 빈민구제의사, 경찰의 및 감정의 등 활동

### (2) 질병의 만연[7]

① **Mecca의 성지순례는 콜레라의 대유행 원인**

② **십자군 원정으로 콜레라, 선페스트, 나병 등 유럽 전역전파**

③ **특히 페스트로 피해 극심(1340년)**

- 이집트 매일 10,000~15,000 명 사망
- 유럽(1348년)의 플로렌스(60,000명), 베니스(10,000명), 파리(50,000명) 등에 한 달간 피해 증가
- 런던 인구 1/6(1603년), 1/6(1625년), 1/5(1665년) 희생

④ **중국(1340년대) 페스트로 1300만 명 사망**

⑤ **전염병 결과, 대처하려는 노력 강구**

7. 강경희 外 7인(2001), 미용공중보건학, 성화, p.23

- 베니스(1348년) 오염되었거나 의심이 되는 선박과 여행자 입항 금지 조치
- 나병 환자들 구별되는 옷을 착용하고 종을 부착 → 환자와 접촉금지, 환자의 이동금지 법률로 제정
- 로구사 (현 Dubrovnik, 1377년) 페스트 유행지역에서 온 여행자는 일정장소에서 2개월간 머문 후 입항 허락 → 검역의 시초가 됨

⑥ **검역법(Quarantine law)제정** : 1383년 마르세이유(Marseilles)에서 최초 통과

→ 검역소 설치 : 페스트의 원인 제대로 파악 불가로 효과는 저조, 그러나 보건학상 검역의 개념 이해

## 3 근세 (1500 ~ 1850년)

### (1) 문예 부흥기[8]

① **근대 과학의 태동기 : 공중보건의 기초 마련**

㉠ Fracastro(1478~1553, 伊) : 육안으로 볼 수 없는 질병의 種(seed)이 있음을 주장.「전염과 점염병 및 그 치료」저술

㉡ Vesalius(1514~1560, 伊) :「인체의 구조에 대하여」저술

㉢ Harvey(1578~1657, 伊) :「동물에서 심장과 혈액의 운동에 관한 해부학적 연구」저술

㉣ Leeuwen Hock(1632~1723) : 현미경 발견

㉤ John Graunt(1632~1714, 英) : 런던시 출산과 사망, 공기, 물, 장소 및 직업의 통계학적 연구성적 발표 → 보건 통계학의 효시

㉤ B. Ramazzini (1633~1714, 伊) : 직업병에 관한 저서 발간 → 산업보건에 대한 체계 확립으로 산업위생에 공헌

8. 김종오 外 3인(1993), 공중보건학, 청구문화사, p.17

### (2) 산업혁명기

① **영국의 산업혁명** : 전 유럽에 파급으로 사회 변혁 초래
- 빈부격차 극심. 도시로 인구 집중화, 비위생적인 생활로 질병 발생
- 예방의학과 공중보건학 개념 대두

㉠ John pringle(1707~1782) : 부패와 질병발생과의 관계 인정 → 환경 개선 주장

㉡ James Lind (1716~1794, 英) : 신선한 채소나 쥬스가 괴혈병(scurvy) 예방 발표

㉢ J.P.Frank(1745~1821, 獨) : "전의사 경찰체계" 12권의 저서 출간 → 최초 공중보건학 저서

"국민의 건강 확보는 국가의 책임이다" 국가 책임론 주장하여 공중보건과 개인위생 체계화

㉣ E. Jenner (1749~1823, 英) : 우두종두법 발견(1798)

㉤ 영국에서 위생법규 제정(1837)

㉥ E. Chadwick(1800~1875, 英) : 1837~1838년 런던을 중심으로 유행한 열병 조사

→ 1842년 Fever Report 정부에 보고

→ 위생개혁의 중요성, 지역 공중보건학 동의 중요성, 중앙과 지방을 일괄하는 보건 행정기구 필요성 제시

→ 1848년 세계 최초로 공중보건법(Public Health Act) 제정

→ 보건위원회(General Board of Health) 조직

㉦ Lemuel shattuck(1793~1859, 美) : 1842년 Report of the Sanitary Commission of Massachussetts → 50여 가지의 공중보건 원칙과 행동지침 권고

즉, 중앙 및 지방보건국 설치, 보건정보 교환 체계 위생감시제도 확립, 매연공해대책, 도시 및 건물 위생관리, 정기 신체검사, 알콜 중독자 관리, 결핵 및 정신병관리, 학교보건, 보건교육, 예방사업, 이민자 위생관리, 부패식품 관리, 교회에서 건강 설교하기, 의과 대학에서 위생학 강의 등이다.[9]

9. Ibid., pp.18~19

## 4 근대(1850~1900년)

① **질병 발생에 대한 예방 의학적 개념 확립** : 전염병의 차단이나 치료, 질병의 예방 가능

② **John Snow(1813~1858, 英)** : 1855년 콜레라 역학조사 보고서 발표
- 런던 콜레라의 원인은 우물임을 입증하여 우물폐쇄 → 콜레라 유행 종식
- Miasma설에서 감염설 입증 → 역학 조사의 실례

③ **William Rathborne(英, 간호사)** : 1862년 영국 Livapool시 에서 방문 간호사업 실시 → 오늘날 보건소제도의 효시

③ **Max van pettenkofer(1818~1901, 獨)** : 1866년 뮌헨 대학에 최초로 위생학교실 창립 → 실험 위생학의 기초 확립

※ **독일** **1867년 자연과학자회에 위생학 분과회 설립**
**1868년 공중 보건 잡지 창간**
**1873년 공중 보건 협회 신설**
**1876년 국립보건원 창립**

④ **Joseph Lister(1827-1912, 英)** : 석탄산 살균법, 고온 멸균법 고안(1867)

⑤ **L. Pasteur(1822~1895, 佛)** : Anthrax균(1877)과 닭 콜레라균(1880) 발견, 광견병 항혈청 개발(1883)

⑥ **R. Koch(1843~1910, 獨)** : tetanus균(1878), 결핵균(1882), 콜레라균(1883) 등 발견

⑦ **P.Ehrlich (1854~1915, 獨)** : 최초로 매독치료제인 Salvarsan

(라틴어 어원 : 세상을 구원하는 비소) 개발 → 부작용이 커 항생물질의 출현으로 현재 전혀 사용되지 않는다.

⑧ Arbelt Neisser: 임질균 발견(1900)

## 5 현대 (1900년 이후)

### (1) 공중보건의 탈미생물학 시대

• 질병의 치료, 예방중심시대에서 사회경제학적 개념 추가

### (2) 영 · 미 양국의 대인 보건 사업으로 발전

• 환경위생과 검역이 모자보건, 학교보건, 보건부사업 등 대인 보건 강조

① **미국**

• 1910년 미국 공중보건협회에서 사회의학 도입
• 1911년 보건소 1930년경에는 각 지역에 파급
• 1913년 Harvard technologys school of public health 창설
→ 보건통계학, 역학, 소아보건학, 산업보건학, 보건행정학 등 개설
• 1920년 Winslow(1877~1957) : 공중보건학 정의 발표
• 1935년 사회보장법 발표
• 1965년 사회보장법 개정

② **영국**

• 1919년 세계 최초의 보건부(Ministry of Health) 설치
• 1942년 사회보장 개혁(Beveridge Report)
• 1948년 National Health Service 발족 → 국가에서 모든 의료서

비스 제공

### (3) 항생 물질과 화학요법제 개발

① Alexander Fleming (1881~1955) : Penicillin 발견(1929)

② Selman Abraham Waks man (1888~1973) : 1944년 streptomycin 발견

### (4) WHO의 설립

① 1946. 6. WHO 정식 발족, 9월 1일 활동개시

② **주요기능** : 국제적인 보건 사업의 지휘 및 조정
회원국에 대한 기술지원 및 자료공급
전문가 파견에 의한 기술자문 활동

③ **주요사업**: 말라리아 근절, 결핵관리, 성병관리, 모자보건, 영양개선, 환경위생 개선, 보건교육 개선 등

④ **WHO의 보건사업 과정**

㉠ 1977년 "2000년까지 모두에게 건강을(Health for all by the year 2000)" 이라는 인류 건강 실현 목표 설정

㉡ 1978년 Alma-Ata 선언 채택
→ Primary Health Care 선언으로 건강 실현 의지 표명

㉣ 1986년 11월 재차 국제건강 증진 회의(캐나다 오타와)
→ 건강을 위한 lifestyle의 변화 강조

㉤ 1988년 4월 제 2차 국제건강증진회의(호주 Adelaide)
→ 건강증진의 주요전략의 의미와 타당성 강조

㉥ 1991년 6월 제 3차 국제건강증진회의(스웨덴 Sund svall)
→ 건강을 위한 지지적 환경 강조

㉦ 1997년 7월 제 4차 국제건강증진회의(인도네시아 자카르타)
→ 21C의 건강증진을 위한 사회 · 경제 발전의 중요성 강조

## 6 우리나라 공중보건의 역사

### (1) 삼국시대

① **고대 (BC ~ AD668)** : 토속적 신앙인 주술에 의존

② **고구려** : 왕실 치료사인 시의 제도

③ **백제** : 불교영향으로 승의 배출 의박사, 체박사, 약사주 등

④ **신라** : 의학 교육기관 설치

⑤ **통일신라시대** : 당 문화 수입 → 의학교육과 의사제도 정착 및 발전

### (2) 고려시대

① **초기에 신라의학 계승**

② **성종 (997년) 의학제도 정비**

③ **예종 (1105~1122년 이상)** : 태의감(의약관청)설치
  ㉠ 상약국 : 문무관원의 의료 담당
  ㉡ 제위 보신설 : 서민 치료기관
  ㉢ 방역 구호 실시 등

④ **말기** : 의학원 설립 → 의박사 의사제도 실시

### (3) 조선시대

① **전기** : 고려의학 계승

② **의료기관** : 전형사, 내의원, 전의감, 혜민서, 동서활인서 등

③ **말기** : 한방의 주류

④ **갑오경장(1894) 이후** : 병원설립, 전염병 예방 집중

### (4) 근대 이후

① **일제 총독부 시대** : 전염병 관리와 환경 위생 정비 등 효과
② **해방이후** : 공중보건사상 도입
㉠ 위생과 → 위생국 → 보건후생국 → 보건후생부로 승격변화
㉡ 1948. 7. 17. : 대한민국 헌법 제정 공포로 보건사회부 재 조직화
→ 공중보건의 발전과 국민보건 향상의 계기
㉢ 6.25동란 : 의료 및 구호사업으로 방역사업 실시
㉣ 1956년 보건소법 공포 : 서울에 보건소 설치 운영
㉤ 5.16혁명 : 보건행정관련 법령 재정비
㉥ 가족계획, 결핵, 산업의학, 기생충 박멸, 공해협회 등 창설.
㉦ 1976년 : 한국보건개발연구원 발족 → 1989년 한국보건사회연구원
㉧ 1977년 : 국가의 보건계획 및 보건 정책 수립
㉨ 1981년 : 산업안전 보건법, 노인복지법, 학교 급식법 등 제정
㉩ 1991년 : 보건소법 전면 개정
㉪ 1995년 : 국민건강증진법, 지역보건법 개정
㉫ 2000년 : 보건의료기본법
㉬ 2003년 : 암 관리법
㉭ 2005년 : 저출산·고령사회기본법

Chapter

# II 환경보건
(Environment Health)

## 1. 환경 위생(Environment Hygiene)

### 1) 환경 위생의 개념

**1** WHO의 정의(환경위생전문위원회)

*Environmental sanitation means the control of all those fecters in man's physical environment which exercise or may exercise a deleterious effect on his physical development, health and survival*

즉, "환경위생이란 인간의 신체 발육, 건강 및 생존에 유해한 영향을 미치거나 미칠 가능성이 있는 인간의 물리적 생활환경에 있어서의 모든 요소를 통제하는 것이다"

- 인간을 주체로한 제 환경에 대한 인간과의 관계 연구
- 환경 분류

환경
- 자연적환경
  - 물리 · 화학적환경 : 기후, 공기, 물, 토양, 광선, 소리 등
  - 생물학적환경 : 동물위생해충과 곤충, 병원미생물 등
- 사회적환경
  - 인위적환경 : 의생활, 식생활, 주거환경, 위생시설 등
  - 문화적환경 : 정치, 경제, 종교, 교육 등

## 2) 환경위생의 영역[10]

### 1 1969년 WHO 전문위원회에서 규정

- 고형 폐기물 처리
- 배수처리, 수질오염의 방지
- 급수시설에 대한 위생 감시
- 유해곤충, 절족동물, 연체동물, 설치류와 중간숙주의 구제
- 식품에 관한 위생
- 대기오염 방지
- 방사선 방지
- 인간 오물 및 유해물질에 의한 토양오염의 예방과 관리
- 노동위생(물리화학적, 생물학적 위험 방지)
- 소음과 진동의 방지
- 주택과 근접 환경에 대한 관리
- 도시와 농촌의 계획
- 공수, 해상수송 및 육지수송의 환경보건
- 사고의 방지
- 전염병, 구급, 재해와 인구이동에 관련된 조치
- 전면적 환경보건대책에 의한 위해 방지
- 공공 레크레이션과 관광여행(공공해안, 수영장, 캠프장 등)의 환경보건

## 3) 환경위생의 요소

### 1 공기

(1) **생명 유지의 3대 요소** : 음식물 · 물 · 공기

10. 김기훈 外 11인(2003), 공중보건학, 정문각, pp.117~118

## (2) 공기의 성분

[표 2-1] 공기의 성분

| | 질소 ($N_2$) | 산소 ($O_2$) | 아르곤 (Ar) | 이산화 탄소($CO_2$) | 수소 ($H_2$) | 네온 (Ne) | 헬륨 (Hz) |
|---|---|---|---|---|---|---|---|
| 체적 백분율 (%) | 78.05 | 20.99 | 0.933 | 0.03 | 0.01 | 0.0018 | 0.005 |
| 중량 | 75.46 | 23.2 | 1.28 | 0.046 | 0.001 | 0.0012 | 0.00007 |

**① 공기의 자정작용(自淨作用, Auto Purification)**[11]

- 공기 자체의 희석작용
- 비나 눈에 의한 공기중의 수용성 가스와 분진 제거 작용
- $O_2$와 $O_3$ 및 과산화수소 등에 의한 산화작용
- 자외선에 의한 살균작용
- 식물의 탄소동화작용에 의한 탄소와 산소의 교환작용

## (3) 공기의 조성성분의 종류

**① 산소($O_2$)** : 호흡에 필요한 산소 15~27% 정도

[표 2-2] 흡기와 호기시의 공기의 조성 변화

| 구 분 | 산소($O_2$) | 이산화탄소($CO_2$) | 질소($N_2$) |
|---|---|---|---|
| 흡기(吸氣) | 20.93 | 0.03 | 78.10 |
| 호기(呼氣) | 17.00 | 4.00 | 79.00 |

㉠ 저산소증(Hypoxia) : 산소가 부족한 상태

㉡ 산소 중독증(Oxygen poison)

- 대기 중의 산소농도가 21%, 산소분압이 160mmHg보다 높은 산소를 장 시간 호흡할 때 발생

11. 백원칠(2009), 공중보건학, 교학연구사, p.212

- 일반적으로 100%의 산소를 8~12시간 이상 호흡할 때 산소중독의 위험 초래
- 증상 : 폐부종, 충혈, 이통(耳痛), 흉통 등이며 심할 시 사망 가능

ⓒ 군집독(群集毒, Crowd poisoning)

- 실내의 다수인이 밀집해 있을 때 공기의 물리적, 화학적 조건이 문제가 되어 나타나는 증상
- 군집독을 일으키는 인자 : 취기, 온도, 습도, 연소가스, 분진 등
- 증상 : 불쾌감, 두통, 권태, 현기증, 구토, 식욕저하 등
- 예방법 : 적절하게 환기를 시킴이 중요

**[표 2-3] 산소에 의한 생체반응[12]**

| 농 도 | 신 체 증 상 |
|---|---|
| 14~15 % | 호흡곤란, 맥박증상, 노동곤란 |
| 10~11 % | 호흡곤란, 최면, 동작완만 |
| 7 % | 안면창백, 정신착란, 감각둔화 |
| 6 % | 근육반응실조, 지각소실 |
| 4 % | 40초 이내 졸도 |

**② 탄소가스($CO_2$)**

㉠ 무색무취의 비독성 가스, 소화제, 청량음료 등에 첨가

㉡ 제한된 공간에서 공기의 오염도 정도를 측정하는 기준으로 사용된다.

㉢ 서한량(恕限量) : 위생학적 측정기준량으로 보통 0.1%이고, 광산에서는 1.0~1.5%이다.

㉣ $CO_2$의 농도에 따른 이상 증상 : 10% 의식상실, 8% 호흡곤란, 6% 유해작용, 3% 불쾌감 등

**③ 질소($N_2$)**

㉠ 분활성 기체로 정상기압에는 인체에 무해

㉡ 고기압 상태시 인체에 영향[13]

- 3기압 자극작용, 4기압 마취작용, 10기압 이상 시 의삭상실

㉢ 감압병(減壓病, Caison disease), 잠함병(潛函病, Decompression

12. Ibid., p.209
13. 김종오 外 3인, op. cit., p.126

sickness), 잠수병(潛水病, Diver's disease)

**※ 개념**[14]

잠수작업 시 깊은 해저의 고압으로부터 급속한 감압현상으로 노출되면 체액 속에 용해되어 있던 질소가 기포를 형성하여 혈관을 폐쇄시키는 혈전현상을 초래한다.

**※ 증상**[15]

- 피부의 가려움이나 출혈
- 벤즈(Bends) : 사지의 관절 및 복부의 동통
- 초크스(Chokes) : 흉통이나 호흡곤란 또는 혈압저하, 청색증 등의 쇼크 증상
- 척수장애에 의한 운동마비나 지각장애 또는 뇌장애에 의한 현기증, 구역질, 의식장애, 시력장애 등의 중추 신경계 증상 또한 만성증상으로서 뼈가 파괴되는 경우 등
- 예방 : 단계적 감압법 실시
- 치료 : 재 가압 후에 서서히 감압하는 것이 기본

**④ 일산화탄소(CO)**

㉠ 무색, 무취, 무미로 불완전 연소시 발생

㉡ 독성이 강하며 물에는 용해안되고 피부나 점막에 대한 자극성 없음

㉢ 일산화탄소 중독(CO poisoning) : 두통, 피로감, 빈혈, 시각장애, 정신활동 저하 등

- 혈액 중에서 $HbO_2$ 형성을 방해
- 생체조직의 산소 결핍증 유발

**⑤ 아황산가스($SO_2$)**

㉠ 자극성 취기, 점막의 염증, 흉통, 호흡곤란 등 유발

㉡ 경유용 교통기관에서 다량 발생 : 도시 공해가 주원인

**⑥ 이산화질소($NO_2$)**

㉠ 경유 자동차가 주 발생원

---

14. 이인모(2001), 공중보건학, 계축문화사, p.44

15. 야후 백과사전(동서문화사)

㉡ 호흡기 점막자극 : 기관지염

⑦ **먼지(Dust)**[16]

㉠ 동물성, 식물성, 광물성 등 성분 다양

㉡ 호흡기계, 피부 및 소화기계 등 인체에 미치는 영향 심각

## 2 기후

### (1) 기후

지구상의 어느 지점 또는 지역에서 1년을 주기로 매년 정해진 순서로 되풀이 되는 출현 확률이 가장 큰 대기의 종합상태

→ 기상(氣象), 천기(天氣), 천후(天候) 등

### (2) 기후요소(Climate elements)

기온, 기습, 기압, 기류, 풍향, 풍속, 강우, 강설, 복사량, 일조량 등

→ 기후의 3대 요소(기온 · 기습 · 기류)

### (3) 기후인자(Climate factor)

기후요소에 영향을 미치어 기후에 변화를 일으키는 것들로 위도, 해발지형, 고도, 수륙분포, 해류 등이 해당한다.

### (4) 기후 구분

① **기후형에 따라**

㉠ 대륙성 기후

16. 김종오 外 3인, op. cit., p.127

㉡ 해양성 기후
㉢ 사막 기후
㉣ 산악 기후
㉤ 산림 기후

**② 기후대에 따라**
㉠ 열대 기후
㉡ 온대 기후
㉢ 한대 기후

### (5) 일기

하루 동안의 기상현상을 종합한 것

### (6) 기후의 3대 요소

**① 기온(Air temperature)**
㉠ 대기의 온도를 의미하며 ℃또는 ℉로 표시
• ℃=5/9(℉−32 ) → 적정온도 지키기
㉡ 하루 중 최저기온은 일출 30분 전, 최고 기온은 오후 2시경
㉢ 일교차(일차) : 대륙지방이나 산악분지가 크고 삼림지역이나 해안지방은 적은 편이다.
㉣ 연교차(연차) : 연중 최고와 최저 기온차 → 온대지방은 크고, 열대지방은 적고, 한대지방은 가장 크다.

**※ 기온과 건강 : 이상기온이나 이상저온에 따른 장해현상[17]**
㉠ 열긴장(Heat Stress, 熱緊張)
• 주변환경에 의해 신체에서 열생산이 과잉되어 나타나는 상태
• 증상 : 발한, 말초혈관 확장 등
㉡ 열사병(Heat Stroke, 熱射病)

17. 옥은성(1999), 공중보건학, 신광출판사, pp.30~32

• 고온환경에서 체온조절 중추의 기능이상에 의하여 체온이 40℃이상으로 상승하는 상태
• 증상 : 무감각, 정신적인 혼란, 의식상실, 심할 경우 사망 가능

ⓒ 열피비(Heat Exhaustion, 熱疲痺)
• 고온환경에 노출된지 수일 후에 나타남
• 발한에 의하여 수분 및 염분의 손실이 원인
• 증상 : 현기증, 허약함, 피로 등 → 수액과 전해질 공급 필요

ⓓ 열실신(Heat Syncope, 熱失身)
• 몸이 갑자기 고온에 노출되면 말초혈관이 확장되어 혈액이 다리 쪽으로 몰려 나타나는 증상
• 증상 : 의식상실

ⓔ 열경련(Heat Cramps, 熱痙攣)
• 고온 환경하에서 작업을 한후 일시적으로 체액이나 전해질이 불균형을 초래하는 상태
• 증상 : 다리근육 경련

ⓕ 참호족(塹壕足, Trench foot, 浸水足, Immersion foot)
• 제1차 세계대전 때 참호 안에 있는 병사들에게 많이 발병
• 이상 저온 상태에 접할 경우 다리가 이상상태로 변하는 것
• 증상 : 부종, 저린감, 발적, 화끈거림 등이며 심할 경우 푸르게 변하고 발을 절단할 수도 있다.

ⓖ 동창(凍瘡, Chilblain)
• 몸의 일부분이 습기와 0℃ 이상의 저온에 노출시 발생
• 증상 : 혈관수축, 부종, 소양증, 감각예민 등

ⓗ 동상(凍傷, Frost bite)
• 0℃ 이하에서 1시간 이상 노출시 발생 가능
• 증상 : 감각이 없고 심하면 조직이 괴사 상태
• 강한 추위에 노출되어 손, 발과 안면조직이 동결되어 심부혈관의 변화가 있는 상태

ⓘ 동사(凍死, Death from cold)
• 장기간 추위에 노출시 감각이 마비되고 체내 여러 기관의 신진대사 기능 상실로 조직이 질식하는 상태
• 증상 : 조직의 마비로 죽음에 이르게 된다.

② **기습(Air Humidity)**

㉠ 일정온도의 공기 중에 포함될 수 있는 수분량 → 기온에 따라 변화

㉡ 공기 중 건습상태 표시[18]

- 포화습도
- 비교습도
- 절대습도
- 포 차

㉢ 보건적 습도 : 쾌적한 기습 40~70%

㉣ 절대습도 / 비교습도

③ **기류(Air movement, 기동, 바람)**

㉠ 공기의 흐름으로 기압의 차와 기온의 차에 의해 발생

㉡ 풍속(m/sec) : 기류의 강도

㉢ 쾌적한 기류 : 실내 0.2~0.3m/sec 실외 1.0m/sec 기온 18°C, 기습 40~70% 상태에서

㉣ 보건상 기류는 신체의 신진대사와 방열작용을 촉진, 자연환기의 원동력

## 3 물

### (1) 물의 생리적 작용

음식물의 소화, 운반, 영양분 흡수, 노폐물 배설, 호흡, 순환, 체온조절 등

### (2) 물의 사용량 : 문화 수준의 척도

- 성인 2.0~2.5 ℓ/일 필요
- 생활수준이 높을수록 물의 사용량이 많다.
- 생활수준이나 문화수준의 척도로 쓰인다.

18. 안용근 外 8인(2000). 공중보건학. 효일. p.107

### (3)수원(Source of water)[19]

① **우수(Rain water)** : 열대지방이나 섬 등에서 많이 이용, 지붕과 수조에 의해서 저장하여 급수하거나 일정한 집수지를 이용 → 원시적 방법

② **지표수(Surface water)** : 하천이나 호수의 물로서 수원으로 제일 많이 사용

③ **지하수(Ground water)** : 수온이 낮고 미생물과 유기물이 적어 음용수로 적합 → 천수(泉水), 정수(井水) 등

④ **해수(Sea water)**

### (4) 물의 이용

㉠ 생활용수 : 음료, 요리, 취사, 세척, 목욕 등 생활에 사용되는 물
㉡ 공업용수 : 공업생산에 관련되어 사용되는 물
㉢ 농업용수 : 농작물의 생육에 안전을 기하고 농업경영의 합리화를 위하여 농경지에 체계적으로 공급되는 물

### (5) 물의 자정작용(Self purification)

㉠ 흐르는 동안에 자연적으로 물리, 화학 및 생물학적으로 정화되는 것
㉡ 물리학적 작용 : 오염물을 희석, 분쇄, 침전시키는 방법
㉢ 화학적 작용 : 화학작용에 의해 산화 분해되어 소독 및 정화
㉣ 생물학적 작용 : 미생물들에 의한 유기물의 분해나 수중동물에 의한 미생물의 포식으로 물이 정화

### (6) 물의 정수법

㉠ 인공정수법 : 침전, 여과, 소독 등
㉡ 특수정수법 : 제철법, 제망간법, 연수법, 조류제거법, 이온교환수지법, 방사성 물질 제거법 등

---

19. 옥은성, op. cit., pp.39

[표 2-4] 상수도 보급현황

| 항 목 | 세부항복 | 2006년도 | 2007년도 |
|---|---|---|---|
| 총 인구(명) | | 49,598,796 | 50,034,357 |
| 보급률(%) | | 91.3 | 93.2 |
| 급수인구 | 광역상수도(명) | 45,269,820 | 45,618,691 |
| | 지방상수도(명) | | 438,310 |
| 미급수인구 | 마을상수도(명) | 1,218,741 | 1,004,464 |
| | 소규모급수시설(명) | 619,689 | 601,069 |
| | 전용상수도(명) | 266,836 | 272,775 |
| | 기타(우물샘)(명) | 1,760,237 | 1,527,390 |
| 급수가능량(톤) | | 0 | 19,594,368 |
| 1일 평균 급수량(톤/일) | 공업용수 | 0 | |
| | 생활용수 | 0.000 | |
| 1인1일 급수량 | 1인1일당급수량(ℓ) | 0.0000 | 340.0000 |
| | 공업용수제외(ℓ) | 0 | 0 |
| 마을 상수도 · 소규모급수 | 마을상수도(개소) | 10,252 | 10,221 |
| | 마을상수도시설용량(톤/일) | 716,852.00 | 725,429.00 |
| | 전용상수도(개소) | 719 | 719 |
| | 전용상수도시설용량(톤/일) | 597,635 | 3,035,432 |
| | 소규모 급수시설(개소) | 11,344 | 11,609 |
| | 기타(우물샘)(개소) | 0 | 1,527,390 |

자료 : 통계청

※ 침전(Sedimentation)[20]

물보다 비중이 무거운 부유물이 가라앉는 것

㉠ 보통침전법(완속침전법)

- 물의 흐름을 느리게 하거나 정지시켜 부유물질을 침전시키는 것
- 완속사 여과지를 갖고 있는 정수장에서 가능
- 색도, 탁도, 세균 등의 감소를 정수

㉡ 약품침전법

- 부유물질의 비중이나 직경이 작아 약품을 이용하여 침전시키는 방법

20. 이인모, op. cit,. p.53

- 응집제 : 황산알루미늄(황산반토), 폴리염화알루미늄, 염화제이철, 황산제이철, 알루미늄소오다 등

**※ 여과(Filtration)**[21]

㉠ 완속여과법(Slow sand filtration)
- 1829년 영국에서 처음 시행 : 테임즈 강물
- 장점 : 세균을 제거하는데 효과적
- 단점 : 넓은 부지와 많은 인력 필요

㉡ 급속사 여과법(Rapid sand filtration)
- 1893년 미국에서 개발
- 원수 중의 현탁물질을 약물에 의하여 응집시키고 분리하는 여과방식
- 수원의 탁도와 색도가 높고, 수조류와 철분량이 많을 시 적당
- 추운지역이나 대도시에 적당

**※ 소독(Disinfection)**

㉠ 열 이용법 : 100℃의 끓는 물에서 15~20분 간 끓여 소독한다.
- 자비소독(煮沸消毒)이라 한다.
- 가정용 음료수에 이용

㉡ 자외선 소독 : 자외선의 일부를 이용하여 소독하기
- 살균력은 크나 투과력이 약하고 고가인 점이 단점
- 투과력이 약해 표면만 소독이 된다.

㉢ 염소소독(Chlorination) : $Cl_2$를 이용한 소독
- 강한 소독력과 함께 경제적이며 조작이 간편하다.
- 독성이 강하고 냄새가 심한 점이 단점

**※ 특수정수법**

㉠ 연화법 : 일시 경수법, 영구 경수법

㉡ 조류관리법

㉢ 불소주입법

---

21. 고한철 外 5인(2003). 공중보건학의 이해. 신광출판사. p.148

[표 2-5] 먹는물의 수질현황

| 먹는물별 | 항목별 | 2005년 | 2006년 |
|---|---|---|---|
| 정수장 | 검사개소 | 937 | 1032 |
| | 기준초과 | 5(0.5%) | 1(0.1%) |
| 수도꼭지 | 검사개소 | 3,806 | 4,194 |
| | 기준초과 | 12(0.3%) | 1(0.02%) |
| 간이상수도 | 검사개소 | 483 | 711 |
| | 기준초과 | 26(5.4%) | 90(12.7%) |
| 약수터 | 검사개소 | 6,772 | 9,922 |
| | 기준초과 | 1,159(17.1%) | 2,242(22.6%) |

자료 : 통계청

### (7) 상수도수(음용수)의 수질 기준(허용량)

**① 미생물에 관한 기준**

- 일반 세균은 보통 1mℓ 중 100을 넘지 아니할 것
- 대장균군은 50mℓ에서 검출되지 않을 것

**② 무기물질에 관한 기준**

- 납은 0,05mg/ℓ를 넘지 아니할 것
- 불소는 1mg/ℓ를 넘지 아니할 것
- 비소는 0,05mg/ℓ를 넘지 아니할 것
- 세라늄은 0,01mg/ℓ를 넘지 아니할 것
- 수은은 검출되지 아니할 것
- 시안은 검출되지 아니할 것
- 유기인은 검출되지 아니할 것
- 6가 크롬은 0,05mg/ℓ를 넘지 아니할 것
- 암모니아성 질소는 0.5mg/ℓ를 넘지 아니할 것
- 질산성 질소는 10mg/ℓ를 넘지 아니할 것
- 카드늄은 0,01mg/ℓ를 넘지 아니할 것

**③ 건강상 유해영향 유기물질에 관한 기준**

- 페놀은 0.005mg/ℓ를 넘지 아니할 것

- 총 트리할로메탄은 0.1mg/ℓ를 넘지 아니할 것
- 다이아지논은 0.02mg/ℓ를 넘지 아니할 것
- 파라치온은 0.06mg/ℓ를 넘지 아니할 것
- 밀라치온은 0.25mg/ℓ를 넘지 아니할 것
- 페트로치온은 0.04mg/ℓ를 넘지 아니할 것

**④ 심미적 영향물질에 관한 기준**

- 경도는 300mg/ℓ를 넘지 아니할 것
- 과망간산칼륨 소비량은 10mg/ℓ를 넘지 아니할 것
- 냄새와 맛은 소독으로 인한 냄새와 맛 이외의 냄새와 맛이 있어서는 아니될 것
- 동은 1mg/ℓ를 넘지 아니할 것
- 생도는 5도를 넘지 아니할 것
- 탁도는 2도를 넘지 아니할 것
- 세제(음이온계면활성제)는 0.5mg/ℓ를 넘지 아니할 것
- 수소이온농도는 ph 5.8 내지 8.5이어야 할 것
- 아연은 1mg/ℓ를 넘지 아니할 것
- 염소이온은 150mg/ℓ를 넘지 아니할 것
- 증발잔유물은 500mg/ℓ를 넘지 아니할 것
- 철 및 망간은 각각 0.3mg/ℓ를 넘지 아니할 것
- 황산이온은 200mg/ℓ를 넘지 아니할 것

**[표 2-6] 우리나라 정수장 현황**

단위: ㎥/일

| 항복별(1) | 항목별(2) | 2004년 | 2005년 |
|---|---|---|---|
| 시설용량 | | 23,155,688 | 23,222,210 |
| 정수형식별 | 간이처리 | 1,128,928 | 639,950 |
| | 완속여과 | 635,620 | 630,070 |
| | 급속여과 | 16,478,140 | 16,660,090 |
| | 고도처리 | 4,913,000 | 4,938,000 |
| 1일 최대급수량 | | 20,000,498.000 | 17,262,346.448 |
| 1일 평균 급수량 | | 16,219,585 | 16,210,699 |
| 급수인구(명) | | 44,186,598 | 44,639,481 |

자료 : 통계청

[표 2-7] 경주지역의 수돗물 원수의 수질(2009)

| 정수장 | 취수원 | 수소이온 농 도 | 생물 화학적 산소 요구량 | 화학적 산소 요구량 | 부유물질 | 용존산소 | 수질등급 |
|---|---|---|---|---|---|---|---|
| | | 6.5 ~ 8.5 | 1mg/ℓ 이하 | 3mg/ℓ 이하 | 25mg/ℓ 이하 | 7.5mg/ℓ 이하 | |
| 탑 동 | 형산강 복류수 | 6.9 | 0.5 | | 0.7 | 8.4 | 매우 좋음 |
| 보 문 | 덕동댐 호소수 | 7.1 | | 2.2 | 1.1 | 8.7 | 좋음 |
| 불 국 | 덕동댐 호소수 | 7.1 | | 2.4 | 1.3 | 9.5 | 좋음 |
| 감 포 | 김포댐 호소수 | 7.3 | | 2.5 | 2,8 | 7.6 | 좋음 |
| 안 강 | 기계천 복류수 | 6.9 | 0.6 | | 1.0 | 8.9 | 매우 좋음 |
| 건 천 | 건천천 복류수 | 7.0 | 0.7 | | 0.9 | 9.1 | 매우 좋음 |

자료 : 2009 수돗물 품질보고서(경주시)

## 4 하수

### (1) 정의

생활과 생산 활동에서 생기는 오수, 부엌이나 목욕탕의 배수, 수세식 화장실의 배수, 공장사업장(학교, 관청, 병원, 역, 사무소, 공공시설 등)의 배수 및 빗물 등을 총칭하며, 수질환경 보전 상 관개배수시설 이나 분뇨정화조는 포함되지 않는다.

### (2) 기능

• 가정의 잡배수와 공장, 사업장 등의 오수를 배수
• 도시 내의 병해충이나 악취의 발생을 막아 좋은 주거 환경을 만든다.
• 수질오염을 방지

- 하류의 상수도원, 농업용수, 수산용수, 공업용수 등을 보전
- 자연환경을 보전
- 수인성 전염병 예방

### (3) 하수의 역사

**① 고대시대**

㉠ BC 2200년 메소포타미아 아카드인이 축조한 궁전에 수세화장실과 목욕실, 하수관 완비

㉡ 로마 : BC 600년에 축소된 클로아키막시마라 하수도 현존

**② 중세시대**

㉠ 로마제국의 멸망으로 도시환경 악화 → 암흑시대

**③ 근대**

㉠ 영국 : 18C에 하수도시설 부재로 오염심각
19C부터 근대식 하수도 설치 → 1848년 상·하수도 정비사업 실시

㉡ 프랑스 : 1850년대부터 파리 시가지에 대규모 수도분관과 하수도 시설 건설

㉢ 독일 : 1842~1858년 사이 하수도 건설

㉣ 미국 : 1801~1860년에 12개 주요 도시에 공공하수도가 정비됨

### (4) 구조

① **합류식(Combined system)** : 하수와 빗물이 함께 하수처리
예 우리나라

② **분류식(Separate system)** : 빗물이 하수와 분리되어 따로 운반시설이 있는 것

③ **혼합식(Mixed system)** : 상수도, 도시가스, 전화, 전기 등과 함께 하수도설치

### (5) 하수 처리 절차

**① 예비처리**

㉠ 스크린 처리 : 하수 유입구에 제지망(screen)을 설치하여 부유물이나 골형물을 제거하는 방법

㉡ 침사지(Grit chamber) : 수로의 폭을 넓히고 하수의 유속을 느리게 하여 무거운 무기물질을 침전시키는 방법

㉢ 침전지 : 물의 속도가 완만해지도록 설계되어 있는 조를 통과할 때 물속의 불순물이 침전되는 것

**② 본처리**

㉠ 호기성 분해처리 : 산소를 공급하여 호기성균에 의하여 처리하는 법

a. 활성오니법(Activated sludge process)

가장 대표적이며 발전된 하수처리법으로 호기성균이 풍부한 오니를 하수량의 25%를 첨가하여 충분한 산소를 공급하여 유기물을 산화시키는 방법

b. 살수여상법(Tricking filter process)

1차 처리된 하수를 자갈에 뿌려 처리하는 방법 → 대도시에 이용가능 하나 기온의 영향을 받는다.

c. 관개법(Irrigation field)

가장 오래된 방법으로 질화작용을 이용하여 하수의 단백질을 분해하여 처리하는 방법

d. 산화지법(Oxidation pond)

호기성균이 유기물을 분해하고 조류는 이들 유기물과 햇빛을 이용 하여 광합성을 하여 산소를 방출하고 세균은 방출된 산소를 이용하 여 유기물을 분해하는 방법

㉡ 협기성 처리법

a. 부패조(Seotic tank)

하수를 일정시간 탱크에 체류시켜 정화시키는 방법이나 악취 발생이 문제이다.

b. 임호프조(Imhoff rank)

부패조의 결점을 보완한 것으로 공장폐수처리에 사용

③ **오니처리(Sluge disposal)**
- 오니의 종류에 따라 처리방법 차이
- 육상투기, 해양투기, 소각철, 사상건조법, 소화법 등

## 5 주택보건

### (1) 정의

주택이란 사람이 들어가 살 수 있게 지은 집으로 인간 즉 가족이 자연 생리적인 필요 조건들을 채우기 위하여 가장 기본적인 공간으로 제공되며, 위 조건의 충족을 위하여 주택은 다음의 사항들을 만족시켜야 될 것이다.[22]

① **생리적 요구를 만족시킬 것**
- 적당한 일조와 밝기
- 실내 온도의 유지
- 청정한 공기의 획득
- 정숙의 유지와 소음의 방지

② **재해의 위험방지 조건을 만족시킬 것**
- 화재의 위험방지
- 지진, 우뢰, 홍수 등의 위험방지
- 전기, 가스시설에 의한 재해의 방지

③ **생활적 요구를 만족시킬 것**
- 안전한 급배수 시설
- 청결한 변소, 입욕시설
- 안전한 취사시설
- 환자의 격리
- 쥐, 기타 해충의 침입방지

22. 전계식, op. cit., p.38

**④ 정신적 요구를 만족시킬 것**

- 개인생활의 만족(독립성)
- 가족생활의 만족(방의 수)
- 사회생활의 만족(넓이)
- 아름다운 주택

### (2) 주택의 기본적인 4대조건[23]

- 건강성
- 안전성
- 기능성
- 쾌적성

### (3) 주택의 보건학적 이상 조건

**① 대지**

- 한적하고 교통이 편리할 것
- 지질은 건조하고 남향일 것

**② 주택의 구조[24]**

- 지붕은 방습, 방한, 방열을 잘 할 수 있도록 되어야 한다.
- 벽은 방서, 방한, 방하, 방습, 방음 등이 고려되어야 한다.
- 마루는 통기를 감안하여 지면에서 45cm 이상의 간격을 두는 것이 좋다.
- 거실의 천정 높이는 너무 높거나 낮지 않게 2.1m 정도가 적당하다.
- 거실 및 방의 배치는 남향으로 하고 잘 쓰지 않는 방은 북쪽으로 한다.

**③ 공간의 특질**

- 거실, 침실, 주방, 공부방, 욕실 등이 용도에 맞게 위치와 조건을 갖추어야 한다.

---

23. 구성회 外 5인(2001), 공중보건학, 고문사, p.63
24. Ibid., p.63

④ **환기**

- 인공환기와 자연환기를 통해 실내공기를 쉽게 바꿀 수 있어야 한다.

⑤ **채광과 조명**[25]

- 자연 조명의 조건 : 자연 조명은 태양광선이 옥내에 직접조명, 옥내반사, 옥외반사 등이 종합적으로 작용되어 이루어지는 것으로 특징은 다음과 같다.

㉠ 중추신경을 자극하여 기분을 상쾌하게 한다.
㉡ 신진대사를 촉진시킨다.
㉢ 피부를 튼튼하게 한다.
㉣ 장기 기능을 항진시켜 식욕을 증진시킨다.
㉤ 발육 특히, 골 성장에 유효하다.
㉥ 구루병의 예방 및 치료에 효과가 있다.
㉦ 눈의 피로를 감소시킨다.
㉧ 적혈구 및 헤모글로빈량의 증가에 의해서 흡수 능력을 증가시킨다.
㉨ 살균작용이 있다.

- 인공 조명의 조건[26] : 인공조명은 인위적인 방법으로 밝기를 조종하여 채광의 효과를 내는 것을 의미하는 것으로 이상적인 인공조명의 조건은 다음과 같다.

㉠ 작업상 충분한 조도를 낼 수 있도록 할 것
㉡ 주광색에 가까운 광색으로 조도를 높여 줄 것
㉢ 조명시 유해가스가 발생하지 않을 것
㉣ 폭발 혹은 발화성이 없고 취급이 간편하며 경제적일 것
㉤ 조명도를 균등히 유지하도록 해 줄 것
㉥ 가급적 간접조명이 되도록 설치할 것
㉦ 작업방법과 장소에 따른 기준 조명도를 유지해 줄 것
㉧ 빛은 작업자의 좌상방에서 비출 것

25. 정희곤 外 5인(2004), 공중보건학, 광문각, p.85
26. 이인모, op. cit., p.72

[표 2-7] 작업장소에 따른 기준 조명도

| 작 업 장 | 표 준 조 도(lux) |
|---|---|
| 사무실, 도서관, 교실 | 200~300 |
| 높은 천정의 실내(강당 등) | 50~160 |
| 실내 체육관, 대합실 | 50~160 |
| 정밀(초정밀) 작업장 | 300 이상(600 이상) |
| 일반 작업장 | 200~300 |
| 이발관, 시계방 | 100~200 |
| 일반 상점 | 80~100 |
| 백화점 | 100~200 |
| 제도실, 재봉실 | 300~500 |
| 아동 공부방, 욕실 | 200~300 |
| 응접실 | 100~150 |

## 6 의복 보건[27]

### (1) 정의

신체의 일부나 전체를 가리거나 꾸미기 위하여 착용하는 것이다.

### (2) 의복의 목적

- 체온 조절 기능
- 신체의 청결
- 신체의 방어 및 보호
- 사회활동의 편의
- 미화와 표식

27. 김기훈 外 11인, op. cit., p.194

### (3) 의복의 보건위생적인 조건

- 온도, 습도, 기류 등 기후 조절력이 좋을 것
- 신체활동에 제한이 없을 것
- 피부에 감촉이 좋을 것
- 쉽게 오염되지 않을 것
- 세탁이 용이할 것
- 인체에 부담이 되지 않도록 가벼울 것
- 외부의 위험요소에 대해 방어력이 좋을 것

### (4) 의복의 물리, 화학적 특성

- 열전도력
- 함기량
- 신축성
- 통기성
- 보온성
- 복사열의 투과성
- 흡습성
- 흡수성
- 내열성
- 오염성

### (5) 의복의 보온 단위

① CLO : 의복의 보온력 단위

② 1CLO : 기습 50%, 기류 10feet/min에서 신진대사율이 50Kcal/㎡/hr로 피부 온도가 33.3℃로 유지 될 때의 의복의 보온력

③ **방한력이 좋은 의복 4.5 CLO**
㉠ 방한 장갑 2 CLO
㉡ 방한화 2.5 CLO

## 7 위생해충과 구서

### (1) 위생해충[28]

① **해충이란** : 인간에게 직접적이건 또는 간접적이건 간에 피해를 주는 모든 곤충을 총칭한다.

② **종류**
㉠ 해충 : 농작물을 먹는 경우
㉡ 익충 : 잡초를 먹는 경우
- 사람, 가축, 농작물에 해를 주는 경우 : 진드기, 털진드기, 회충, 촌충 등
- 인체에 해를 주는 위생해충 : 벼룩, 빈대, 이, 사면발이, 모기, 파리매, 쇠등에, 체체파리 등

③ **방제**
- 손으로 잡는 방법
- 초음파, 감압, 광선, 온도, 습도 등을 이용하는 물리적 방법
- 살충제, 훈증제, 가피제, 불임제 등의 화학적 방법
- 기생곤충, 포식곤충, 기생균, 곤충바이러스 등을 이용하는 생물학적 방법
- 작물 경작기의 변경이나 작업방법 개선 및 환경 개선에 의한 방제법

### (2) 구서(狗鼠)[29]

① **쥐의 생태**
- 우리나라 서식 쥐는 9속 15종 정도

28. 야후 백과사전
29. 김종오 外 3인, op. cit., p.148

• 쥐는 번식력이 매우 빠름 : 쥐 한쌍 연간 1,500마리 새끼 양산

② **쥐가 매개하는 질환**

• 세균성 질환 : 페스트, 서교증, 살모넬라증, 이질, 와일즈병 등
• 리켓치아성 질환 : 발진열, 리켓치아성 두창, 쓰쓰가무시병 등
• 바이러스성질환 : 유행성출혈열
• 기생충질환 : 아메바성 이질, 선모충증 등

③ **쥐의 구제법**

• 포서기(捕鼠器) 이용법 : 압살법(snap trap), 포서망(cage trap) 등
• 살서제(殺鼠劑) 이용법 : 비소화합물, ANTU(alpha-naphthyl-thiourea), 불화초산소오다, 황린제제, Warfin 등
• 천적 이용법 : 고양이 사육
• 환경적 구제법 : 서식지 제거 및 주택에 방서장치를 만들기

# 2. 환경오염(Environment pollution)

## 1) 개요

### 1 정의

인간활동에 의해 발생하는 대기, 수질, 토양, 오염 및 소음, 진동 등으로 자연환경이나 생활환경을 손상시키는 현상[30] 을 말한다.

30. 네이버 백과사전(두산백과사전)

### (1) 〈환경정책기본법〉에서의 정의

사업활동 및 기타 사람의 활동에 따라 발생하는 대기오염, 수질오염, 토양오염, 해양오염, 방사능오염, 소음, 진동, 악취 등으로 사람의 건강이나 환경에 피해를 주는 상태이다.

## 2 환경 오염의 발생 배경[31]

### (1) 인구급증

16세기 이후 산업혁명, 의학발전에 따른 인구의 기하급수적인 증가로 가정 쓰레기, 자동차 배기가스, 생산 · 소비 폐기물 등이 늘고 있는 상태이다.

### (2) 생산력과 소비량의 증대

산업혁명 이후 향상된 생산력은 막대한 양의 원료와 에너지를 요구하게 되었고, 이에 따른 산림벌채와 지하자원 채굴 등이 환경을 파괴시킨다.

또한 물자가 흔해져 생활편의를 위한 1회용품 사용이 늘어나 폐기물량 증대를 가속화시키고 있다.

### (3) 인간의 자연 파괴

개발행위가 이루어진 곳에서는 대부분 자연파괴가 뒤따라 환경이 훼손되었으며 무분별한 포획 등으로 멸종되거나 멸종위기에 처한 동식물이 많다.

31. 야후 백과사전(동서문화사)

(4) 인류의 잘못된 가치관

바다, 대기, 토지 등 공유물에 대한 이기적인 이용, 전쟁을 통한 국력 과시, 개발도상국으로의 공해형 산업 수출, 시간 · 공간에 대한 근시안적 사고방식 등이 환경오염을 야기시킨다.

## 2) 대기오염(Air pollution)

### 1 정의

지구상의 인간들이 산업활동으로 만들어 내는 물질에 의해 대기가 오염되는 것이다. 즉,

- 오염물질은 외부 공기에 존재할 경우를 의미한다.
- 오염물질의 발생원이 인위적이어야 한다.
- 사람뿐만 아니라 동물과 식물에게 재산상의 피해를 줄 정도의 양 또는 물질이어야 한다.
- 감지할 수 있는 물질로 존재해야 한다.[32]

(1) 우리나라 대기환경보전법(1990)

대기오염으로 인한 국민건강이나 환경에 관한 위해(危害)를 예방하고 대기환경을 적정하고 지속가능하게 관리 · 보전하여 모든 국민이 건강하고 쾌적한 환경에서 생활할 수 있게 하는 것을 목적으로 한다.

(2) WHO의 대기오염 정의

대기 중에 인위적으로 배출된 오염 물질이 존재하여 오염물질량, 그 농도

32. 장창곡 外 3인, op. cit., pp.43~44

및 지속시간이 어떤 지역의 불특정 다수인에게 불쾌감을 일으키거나 해당지역에 보건상 위해를 끼치고 인간이나 식물, 동물의 생활에 해를 주어 도시민의 생활과 재산을 향유할 정당한 권리를 방해 받는 상태를 말한다.

## 2 대기오염의 발생배경

**① 인구의 급증과 도시 집중화 현상**
**② 산업체의 생산력 증가와 시설의 확충**
**③ 주민들의 소비량 증대**
**④ 개발의 결과 자연 파괴 증가**

## 3 대기 오염 물질

### (1) 1차 오염 물질[33]

**① 발생원으로부터 직접 대기로 방출되는 오염 물질**

**② 입자상 물질과 가스상 물질로 분류**

㉠ 입자상 물질

- 먼지(Dust)
- 재(Fly ash)
- 연무(Mist)
- 매연(Smoke)
- 작은 물방울(Droplet)
- 안개(Fog)
- 훈연(Fume)
- 검대(Sort)
- 에어로솔(Aerosol)

---

33. 이인모, op. cit., pp.85~88

㉡ 가스상 물질 : 물질의 연소, 합성, 분해 시 또는 물리적 성질에 의하여 발생되는 기체 물질을 의미한다.

- 일산화탄소(Co)
- 질소산화물(NOx)
- 황산화물(SOx)
- 탄화수소(HC)

**② 2차 오염 물질**

㉠ 정의 : 1차 오염 물질 중 일부가 대기 중의 자외선과 작용하여 광화학 반응을 일으켜 생성된 대기오염물이다.

㉡ 종류

- 오존($O_3$)
- PAN 류
- 알데히드(Aldehyde)
- 스모그(Smog)

**※ 오존주의보 발령 : 여름철 햇빛이 강하고 바람이 없을 때 시간당 0.12ppm 이상으로 높게 나타나면, 건강 피해를 최소화하고 오염물질 저감에 시민들의 협조를 구하기 위해 발령함.**

**[표 2-8] 주요시별 오염도 변화 추이**

| 주요 도시별 | 2008년 7월 | | | |
|---|---|---|---|---|
| | 아황산가스 ($SO_2$) | 오 존 ($O_3$)(ppm) | 이산화질소($NO_2$) | 미세먼지 (PM-10) |
| 서울 | 0.004 | 0.017 | 0.029 | 42 |
| 부산 | 0.006 | 0.020 | 0.018 | 49 |
| 대구 | 0.003 | 0.028 | 0.016 | 50 |
| 인천 | 0.005 | 0.020 | 0.023 | 38 |
| 광주 | 0.002 | 0.021 | 0.012 | 33 |
| 대전 | 0.003 | 0.024 | 0.014 | 32 |
| 울산 | 0.014 | 0.020 | 0.024 | 59 |
| 제주 | 0.003 | 0.026 | 0.013 | 45 |

**자료 : 통계청**

## 4 대기 오염의 영향

- 산성비
- 지구온난화
- 오존층 파괴
- 인체에 나타나는 건강장애
- 동식물에 미치는 이상 현상

[표 2-9] 오염물질이 인체에 미치는 영향[34]

| 오염물질 | 배 출 원 | 인체의 영향 |
|---|---|---|
| 분진 | 대기중의 분진이 실내로 유입된 것, 실내바닥의 먼지, 담배의 재 등 | 규폐증, 진폐증, 탄폐증, 석면폐증 등 |
| 담배연기 | 담배, 권련, 파이프 담배 등 | 두통, 피로감, 기관지염, 폐렴, 기관지천식, 폐암 등 |
| 연소가스 | 각종 난로, 벽난로, 연료연소, 가스레인지 등 | 만성폐질환, 기도저항 증가, 중추신경 영향 등 |
| 라돈 | 흙, 바위, 물, 지하수, 화강암, 콘크리트 등 | 폐암 등 |
| 포름알데하이드 | 각종 합판, 보드, 가구, 단열제, 소취재, 담배연기, 화장품 옷감 등 | 눈, 코, 목의 자극증상, 기침, 설사, 현기증, 구토, 피부질환, 비암, 정서불안증, 기억력상실 등 |
| 석면 | 단열재, 절연재, 석면타일, 석면, 브레이크. 방열재 등 | 피부질환, 호흡기질환, 석면증, 폐암, 중피종, 편평상피 등 |
| 미생물성 물질 | 가습기, 냉방장치, 냉장고, 애완동물, 해충, 인간 등 | 알레르기성 질환, 호흡기질환 등 |
| 유기용해 | 페인트, 집착제, 스프레이, 연소과정, 세탁소, 의복, 방향제, 건축자제, 왁스 등 | 피로감, 정신질환, 두통, 구토, 현기증, 중추신경 억제작용 등 |
| 악취 | 외부 악취가 실내로 유입, 담배의 흡연 등 | 식욕감퇴, 구토, 불면, 알레르기증, 정신신경증 등 |

34. 장창곡 外 3인, op. cit., p.48

## 5 대기오염의 대책[35]

대기오염은 산업화에 따르는 부산물이며 따라서 오염방지 문제는 기술적인 문제인 동시에 경제적, 사회적, 정치적 문제인 것이다. 대기오염은 시간과 지역에 따라 오염원과 오염물질의 종류가 다르고 산업형태, 기상, 지형에 따라서도 그 특성이 다르므로 그 대책도 동일 할 수 없다.

일반적인 대책으로는 연료의 탈황대책과 자동차 배기가스 대책, 대기오염 방지시설의 확충과 감시체제의 정비, 공업지대의 입지 선정에 관한 대책, 대기오염방지법의 강화와 대기오염 방지에 대한 교육 및 계몽활동, 대기오염 감시원의 확충 등을 들 수 있다.

### (1) 연료대책

- 도시나 공장지대에서 저유황유의 사용
- 탈황시설 확충
- 생산과 소비과정에서 연료의 소비를 절감하여 오염물질을 최소화시킬 수 있는 생산 기술의 혁신과 열관리 필요

### (2) 공장대책

- 공장의 입자는 지리적, 기상학적 조건을 검토하여 확산, 희석될 수 있는 위치에 선정할 것
- 자원의 회수와 재이용
- 질소화합물, 황산화물, 탄산수소, 기타 유해가스의 발생이나 배출방지를 위한 시설투자와 기술개발

### (3)교통기관 대책

- 도로포장율을 확장하여 배기가스의 배출량을 감소시킬 것
- 저유황유 사용

35. 김종오 外 3인, op. cit., pp.283~284

### (4) 공공기관의 대책

- 인구의 도시집중 방지와 합리적인 도시계획
- 대기오염물질의 관측, 간시와 지역에 알맞은 환경기준 설정
- 주거지역내 공해산업의 이전
- 오염물질을 유발하는 산업을 억제하거나 오염물 배출방지시설의 의무화
- 대기오염방지를 위한 구제적인 기술협력
- 대기오염방지에 관한 교육과 계몽활동 강화

### 6 세계적인 대기오염 사건

① **1930년 12월 1일 벨기에의** Meuse Valley : 공장 및 가정 배기 가스가 원인

② **1948년 10월 미국의 펜실베니아주** Donora**분지** : 공장 배기가스 원인

③ **1950년 11월 멕시코의** Poza Rica : 공장에서 황화수소 가스 대량 누출사고

④ **1952년 12월 5~9일 영국의** London : 난방용 석탄가스 원인

⑤ **1954년 이후 미국의** Los Angeles : 급격한 자동차의 배기가스 증가

## 3) 수질오염

### 1 수질오염의 정의

가정의 각종 생활하수, 산업활동에 의한 산업폐수, 부패성 물질, 유독물질

등이 강이나 하천으로 흘러들어 각종 용수로 사용할 수 없거나 생물 서식에 심각한 피해를 줄 정도로 수질이 오염된 상태이다.

### (1) 수질환경보전법(1990)

수질오염으로 인한 국민건강 및 환경상의 위해를 예방하고 하천·호소 등의 공공수역의 수질을 적정하게 관리보전 함으로써 모든 국민이 건강하고 쾌적한 환경에서 생활 할 수 있게 함을 목적으로 한다.

## 2 수질 오염원

① **농업에 의한 오탁** : 화학비료, 농약

② **축산에 의한 오염** : 가축의 배설물

③ **광업에 의한 오탁** : 쇄석, 채석, 채탄 시 미분탄

④ **도시하수에 의한 오탁** : 가정하수, 병원폐수

⑤ **각종 산업장 폐수 오탁**

⑥ **공업에 의한 오탁**

## 3 수질오염물질의 종류[36]

① **유기물질** : 가정하수, 공장폐수, 동물의 배설물로 용존산소(DO)의 고갈 초래

36. 문성기 外 12인(2002), 공중보건학, 고문사, p.303

② **화학적 유해물질** : 수은, 납, 카드늄, 시안 등

③ **병원균** : 살모넬라균, 이질, 콜레라, 전염성 간염으로 수인성 전염병의 원인

④ **부영양화의 물질** : 도시하수, 농업배수의 유입은 질소, 인 등의 영양염류를 증가시킨다. 이러한 영양염류의 증가는 조류나 동식물성 프랑크톤의 과도한 번식을 초래하여 용존산소의 감소, COD의 증가, 투명도 저하, 수중생물 · 어패류의 사멸을 가져온다. 또한 염분이 감소되거나 수온이 상승하게 되면 적조현상이 발생한다.

⑤ **미분해성 물질** : 경성세제, PCB, DOT 등

## 4 수질오염의 지표

① **물리적 지표** : 수온, 색도, 투명도, 탁도, 미립자농도 등

② **화학적 지표** : pH, 생물학적 산소요구량, 화학적 산소요구량, 질소화합물, PCB, Hg, Cd, $Cr^{6+}$, As 등

③ **생물학적 지표** : 일반세균, 대장균군, 여러가지 수생생물의 현존량 등

④ **감각적 지표** : 맛, 냄새 등

[표 2-10] 주요 도시별 빗물의 산도(산성비)

| 도시명 | 2008년 4월 | 2008년 5월 | 2008년 6월 | 2008년 7월 |
|---|---|---|---|---|
| 서울 | 5.4 | 4.6 | 4.7 | 4.9 |
| 부산 | 4.6 | 4.7 | 4.5 | 7.3 |
| 대구 | 6.0 | 6.8 | 4.8 | 4.6 |
| 인천 | 5.2 | 4.4 | 4.6 | 5.0 |
| 광주 | 5.2 | 5.1 | 5.6 | 5.6 |
| 대전 | 5.1 | 4.6 | 5.3 | 5.0 |
| 울산 | 5.3 | 5.3 | 4.8 | 4.9 |
| 춘천 | 7.4 | 5.1 | 6.3 | 6.6 |
| 제주 | 4.9 | 4.8 | 5.1 | 5.2 |

자료 : 통계청

## 5 수질오염의 영향[37]

수질이 오염되었을 때 문제가 되는 것들은 인체, 생활환경, 상수도, 하수도, 어패류, 농축산업, 지하수 등에 여러 가지 나쁜 영향을 미쳐 문제가 되고 있다.

① **인체** : 수질오염의 원형은 병원생물에 의한 식수원의 오염과 중금속에 의한 중독 증상을 들 수 있다.

② **생활환경** : 부유물질에 의해 탁도가 증가되면 자연경관을 해치며, 유기오염 및 부영양화(富營養化)로 수영, 낚시, 보트 등 물에서 즐기는 여가활동을 저해한다.

③ **어패류** : 어패류내 유해물질 축적, 독극물에 의한 양식어의 떼죽음, 산란장 · 어장 오염에 따른 어획량 감소, 폐놀 · 기름에 의한 어패류 · 해초 등의 악취, 온배수(溫排水)에 의한 어종의 변화 등이 나타난다.

37. 야후 백과사전(동서문화사)

④ **상수도** : 공장폐수로 인한 수원의 이상오염에 대한 감시와 플랑크톤 제거를 위한 처리가 필요하다.

⑤ **하수도** : 수질오염의 방지에 필수적인 시설로 산업폐수 중에서 중금속 · 기름 등이 하수처리장의 생물처리기능을 방해하지 않도록 배수기준을 정하고 있으나, 지켜지지 않을 경우 하수도 오염원이 된다.

⑥ **농업** : 농약 · 화학비료 사용량 증대로 농업폐수도 수질 오염원의 하나가 되고 있다.

⑦ **지하수** : 토양의 정화기능에 지나치게 의존하는 오수의 지하침투나 폐기물 처리장의 빗물침투는 지하수를 오염시킨다. 또한 지하수는 유동이 느리므로 일단 오염이 되면 회복에 오랜 시간이 걸리게 된다.

## 6 수질오염 사건

① **Itai Itai병** : 1945년 일본 Toyama현 간쓰천 유역에서 발생, 카드뮴이 원인 → 골연화증, 요통, 대퇴관절통, 보행장애 등으로 258명 중 128명 사망

② **Minamata병** : 1952년 일본 구마모토현 Minamata시 메틸수은이 원인

공장 메탈수은 유출 → 어패류 오염 → 어패류 주민이 섭취 → 사지마비, 언어장애, 청력장애, 시야협착, 신경장애 등으로 1,600여명 발생 중 300여명 사망

③ **Ganemi사건** : 1968년 일본 키타쿠슈시 PCB(Poly Chlorinated Biphenyl)가 원인 → 식욕부진, 구토, 안질 등으로 1788명 중 112명 사망

④ **우리나라 수질오염 문제** : 수돗물 중금속사건(1989), 트리할로메탄사건(1990), 페놀사건(1991), 낙동강 오염물 유출사건(1992) 등[38]

### 7 수질오염의 대책

- 하수도 시설 장비와 하수처리장 증설
- 산업폐수의 처리시설 완비와 가동
- 감시와 관리를 통한 법적 규제 강화 제도 실시
- 수질오염에 대한 영향 평가를 위한 환경영향평가제도 실시
- 수질보전의 중요성 홍보 강화

## 4) 토양오염

### 1 정의

식량 생산의 주요한 터전인 토양이 공장이나 광산에서 배출된 유해물질로 축척, 오염되어 그 결과 인간이나 가축의 건강을 해칠 우려가 있는 농작물이 생산되거나 농작물 자체가 장애를 받는 등 농지의 피해가 발생하는 상태를 의미한다.

### 2 토양 오염원

- 농작물 자체에서 발생하는 농약
- 공장이나 광산에서 배출되는 여러 가지 중금속류 : Cd, Cu, Zn, Hg, Cr,Pb 등

38. 문성기 外 12인, op. cit., p.304

- 산업폐기물의 부적절한 투기 및 매립 등

### 3 토양오염의 영향

- 토양오염의 심각성
- 농작물의 성장장애
- 자연 생태계 파괴
- 인간이나 가축의 건강장애 등

### 4 토양오염의 대책

- 오염원의 토양 유입방지
- 농약이나 비료를 줄일 수 있는 유기농법 활성화
- 토양 보전의 중요성 홍보강화

## 5) 해양오염[39]

### 1 정의

인간활동에 의해 직접 또는 간접으로 해양환경에 유입된 물질이나 에너지가 생물자원, 인체건강, 수산업 등의 활동에 해로운 영향을 미치고 해수 본래의 성질이나 해양환경의 쾌적도를 해치는 경우를 말한다.

39. 야후 백과사전(동서문화사)

## 2 해양오염원과 그 영향

### (1) 기름오염

- 해마다 증가하고 있으며, 주요원인은 유조선 사고 및 유조선의 세정수 때문이다.
- 기름의 피막은 대기와 해양 사이 수증기 증발과 이산화탄소 · 산소 등 기체의 교환을 막아 플랑크톤 등의 생육에 큰 피해를 주고 물고기를 오염시켜 수산업계에 악영향을 미친다.

### (2) 중금속 오염

수은, 카드뮴, 납, 아연, 구리 등의 중금속은 가정이나 산업폐기물에서 나온 폐기물이 바다로 흘러들어 해수의 질을 떨어뜨리고 생물을 죽이는 결과가 된다.

### (3) 인공 유기화합물 오염

- 농업생산성을 높이기 위해 사용되는 화학비료나 농약은 최종적으로 해양에 유입되어 해양의 농약오염을 가져온다.
- 농약이 어패류에 농축되는 것은 어패류를 식용하는 인간은 물론 생선가루를 사료로 사용하는 닭이나 칠면조까지 오염이 확대되고 있다.

### (4) 방사능 오염

핵무기 실험이나 군사적 목적의 핵무기 제조공장 또는 원자력 항선에서 나오는 폐기물 등뿐 아니라 평화적 목적의 육상 원자력 시설도 방사능 오염의 원인이 된다.

[표 2-11] 해양오염 사고발생 현황

| 원인별 | 2008년 | |
|---|---|---|
| | 건수(건) | 유출량(kℓ) |
| 해 난 | 62 | 342.0 |
| 부주의 | 141 | 38.5 |
| 고 의 | 16 | 51.8 |
| 파 손 | 22 | 0.9 |
| 기 타 | 24 | 2.7 |
| 합 계 | 265 | 435.9 |

자료 : 통계청

[표 2-12] 해양오염 사고발생 현황(배출원별)

| 배출원별 | | 2008년 | |
|---|---|---|---|
| | | 건 수 | 유출량(kℓ) |
| 선 박 | 화물선 | 32 | 3.5 |
| | 유조선 | 23 | 301.1 |
| | 어선 | 98 | 33.7 |
| | 기타선 | 59 | 31.2 |
| 육 상 | | 28 | 63.7 |
| 기 타 | | 25 | 2.7 |
| 합 계 | | 265 | 435.9 |

자료 : 통계청

## 3 방지대책[40]

- 산업장이나 광산 등의 폐수, 농약, 쓰레기가 그대로 바다로 흘러들어 가는 것을 방지할 대책 세우기
- 오염자 비용 부담 원칙에 따라 연근해에서 유류를 흘리는 선박은 그 기름을 수거하는 비용은 그 선박이 부담하도록 강화하기
- 유조선의 건조규정을 강화하기
- 해양오염 방지를 위한 법적 규제 강화의 계몽 교육 펼치기

40. 이인모, op. cit., p.110

## 6) 폐기물

### 1 정의

사용 및 관리하는 사람이 경제적으로 그 효용이 없다고 판단하여 자연계에 버리는 고체 상태의 물질이다.[41]

### 2 폐기물 분류

- 폐기물
  - 일반폐기물
    - 쓰레기 : 산업폐기물 중 유해하지 않을 것
    - 생활 쓰레기, 연소재 등
  - 사회적환경
    - 특정폐기물 : 산업활동으로 발생하는 유해한 물질
    - 예 오니, 폐유, 폐산, 폐알칼리, 폐합성수지, 폐고무 등

### 3 폐기물 처리

(1) 일반폐기물

① **매립법**(landfill)
- 우리나라에서 이용
- 저지대에 폐기물을 버린 후 복토하는 방법
- 면매립법, 구매립법, 경사매립법 등

② **소각법**(incineration)
- 가장 위생적이다.
- 폐기물을 소각하여 처리하는 것
- 현지 소각법, 소각로 소각법 등

③ **퇴비법**(compositing)

41. 장창곡 外 3인, op. cit., p.48

- 폐기물 중 유기물질을 호기성 또는 혐기성균을 이용하여 처리함으로써 퇴비로 이용
- 일정기간의 발효과정이 필요

### (2) 특정폐기물[42]

㉠ 특정폐기물 처리시설에서 안전하게 처리 되어야 한다.

→ 중간 처리 시설과 최종 처리 시설

㉡ 중간처리시설 : 소각시설, 파쇄 · 절단시설, 용융시설, 증발 · 농축시설, 정제시설, 반응시설, 유수분리시설, 응집 · 침전시설, 탈수시설, 건조시설, 고형화 시설, 안정화 시설 등 필요

㉢ 최종처리시설 : 차단형 매립시설, 관리형 매립시설, 침전형 매립시설, 안정형 매립시설 등

**[표 2-13] 생활폐기물 발생현황(2006년도)**

단위:톤/일

| 항목 | 폐기물 류 | 발 생 량 | 비고 |
|---|---|---|---|
| 가연성 | 음식물채소류 | 975.0 | |
| | 종이류 | 4,605.0 | |
| | 나무류 | 1,927.0 | |
| | 고무피혁류 | 1,033.3 | |
| | 플라스틱류 | 2,316.0 | |
| | 기 타 | 4,048.3 | |
| 불연성 | 연탄재 | 502.0 | |
| | 금속초자류 | 633.4 | |
| | 토사류 | 649.1 | |
| | 기 타 | 1,344.9 | |
| 종이류 | | 5,134.8 | |
| 병 류 | | 2,170.1 | |
| 고철류 | | 2,262.3 | |
| 캔 류 | | 700.4 | |
| 플라스틱류 | | 1,511.2 | |
| 기 타 | | 1,131.2 | |
| 남은 음식물류 배출 | | 9,956.1 | |
| 합 계 | | 40,899.6 | |

자료 : 통계청

42. 김동석(2002), 공중보건학, 수문사, p.218

# 3. 소독

## 1) 소독(Disinfection)

### 1 정의

세균이 더 이상 발육 또는 증식하지 못하도록 물리적, 화학적 방법으로 죽이는 것

- 멸균(Sterilization) : 균을 완전히 사멸시키는 것
- 방부(Antiseption) : 미생물의 성장을 억제하여 식품의 부패 및 발효를 억제하는 것

### 2 소독방법

물리적 방법과 화학적 방법이 이용됨

#### (1) 물리적 방법(Physical agent)

- 건열법
- 화염법
- 고압증기법
- 자비법
- 간헐 소독법
- 여과법
- 자외선 소독법

#### (2) 화학적 방법(Chemical agent)

- 알코올(Alcohol)
- 석탄산(Phenol)
- 크레졸(Cresol)
- 승홍(Mercury dichloride)
- 생석회(CaO)
- 과산화수소(Hydrogen peroxide)
- 포르말린(Formalin)
- 약용비누(Germicidal soap)
- 역성비누(Invert soap)

### (3) 소독제의 조건[43]

- 살균력이 높을 것
- 인축에 해가 없이 안전할 것
- 가격이 저렴하고 구입이나 사용이 간편할 것
- 물이나 알코올에 잘 녹을 것
- 부식이나 표백이 없을 것
- 생물학적으로 분해가 잘 되어 환경오염이 없을 것
- 냄새가 없을 것 등

### (4) 대상물별 소독법[44]

① **침구류, 의복, 모직물 등 :** 일광소독, 증기소독, 자비소독을 사용하거나 크레졸, 석탄산 등에 2시간 정도 담궈 소독하기

② **인체 배설물 :** 소각법이 가장 위생적

③ **변소, 하수구, 오염통 :** 석탄산수, 크레졸, 포르말린수 등을 분무하기

43. 정희곤 外 4인, op. cit., p.421
44. 김종오 外 3인, op. cit., p.147

④ **초자류** : 내열성이 강한 것은 자비소독이나 증기멸균법을 이용하거나, 석탄산수, 크레졸수, 포르말린수, 승홍수 등에 담그거나 뿌리기

⑤ **고무 피혁제품** : 크레졸수, 석탄산수, 포르말린수 등을 사용하여 소독

⑥ **환자와 접촉자** : 손은 소성비눗물, 석탄산수, 크레졸수, 승홍수 등을 사용하고 전체 소독은 목욕을 하는 것이 효과적

⑦ **시체** : 크레졸수, 석탄산수, 승홍수 등을 뿌리고 관안은 석회로 메우기

⑧ **병실** : 석탄산수, 포르말린수, 크레졸수 등을 뿌리고 닦아내기

Chapter

# III 산업보건
(Industrial Health)

## 1. 산업보건 개념

### 1) 정의 : WHO와 ILO(국제노동기구)

산업보건이란 모든 직업인들이 육체적, 정신적, 나아가서는 사회적인 안녕이 최고도로 증진, 유지 되도록 하기 위하여 작업조건으로 인한 질병을 예방하고 건강에 유해한 작업조건으로부터 근로자를 보호하며, 그들을 정서적으로나 생리적으로 알맞은 작업조건에서 일하도록 배치 하는 것이다.

*The promotion and maintenance of the highest degree of physical, mental, amd social well-being of workers in all occupations, the prevention of disease amongst workers caused by their working conditions, the protection of workers in their employment adapted to his physiological equipment, and to summarize, the adaption of work to man and of each man to his job.*

### 2) 산업보건의 목표(ILO 와 WHO에서 정의)

a) 근로자가 정신적으로나 육체적으로나 또는 사회적으로 건전하며,
b) 사업장의 환경관리를 철저히 하여 유해 요인에 기인한 손상을 사전에

방지 하고,
c) 합리적인 노동조건을 설정함으로써 건강유지를 도모하며,
d) 정신적, 육체적 적성에 맞는 직종에 종사하게 함으로써 사고를 예방하고 작업 능률을 최대로 올릴 것,

즉, 산업보건의 목표는 직업인들이 효율적으로 산업에 참여하고 건강장애를 받지 않으며 늘 건강을 유지할 수 있도록 한다.

## 3) 산업보건의 중요성[45]

**① 산업의 발전으로 산업장의 노동인구 증가**

→ 산업장에서의 보건으로 노동자의 건강상 안녕을 향상시킬 수 있게 되었다.

**② 생산효율성과 제품의 품질향상을 위해 근로자의 노동의욕 및 건강상태 증진이 중대한 영향 미침**

**③ 작업환경의 개선으로 노동력 보호 및 증진을 통해 업체의 손실 최소화**

→ 근로자 건강을 국가적으로 관리해야 되는 필요성

**④ 인구 노령화에 따른 노년 취업자와 여성 근로자의 보건문제**

→ 근로자의 안전과 권익문제 등 고려

## 4) 산업보건의 기초 과제[46]

- 작업환경의 관리 및 정비
- 근로자 보건관리 및 영양관리

45. 안용근 外 8인, op. cit., p.161
46. Ibid., p.162

- 산업심리
- 여성과 청소년 근로자의 보호
- 산업피로와 산업재해 대책
- 직업병 관리와 공업중독 대책
- 산업안전 보호구 문제 등

## 2. 산업재해(Industrial accidents)

### 1) 정의

산업재해란 작업환경이나 작업활동 등의 노동과정에서 돌발적으로 일어나는 근로자의 신체적 장애를 의미한다.

그리고 '산업안전보건법'에서의 '산업재해'는 근로자가 업무에 관계되는 건설물, 설비, 원재료, 가스, 증기, 분진 등에 의하거나 작업 또는 기타 업무에 기인하여 사망 또는 부상하거나 질병에 이환되는 것을 말한다.

### 2) 산업재해의 발생 원인[47]

산업재해의 원인은 인적 요인과 환경적 요인으로 나뉜다.

#### 1 인적 요인

##### (1) 관리적요인

감독기관의 소홀, 산업장의 자체관리에 의한 태만성, 보건교육의 미실시 등

47. 김기훈 外 11인, op. cit., p.227

(2) 작업장원인

작업의 미숙, 작업지시의 부족, 불량한 작업방법, 복장 불량, 작업속도의 부적합 등

(3) 생리적원인

체력부족, 신체적 · 정신적 결합, 수면부족, 월경관계 및 임신, 음주, 약물중독, 심신의 피로, 부주의 등

### 2 환경적 요인

- 적절한 실내 온도 유지 필요
- 조명의 불량, 조도의 불균형, 분진, 가스발생의 문제
- 소음이 80dB 이상이면 작업착오 증대
- 시설물의 미비와 불량, 작업환경의 불량, 작업장의 정리, 정돈의 태만, 부적절한 공구사용 및 부적합, 노동시간의 과다, 휴식시간의 부족, 재료 · 취급품 등의 부족 원인

## 3) 산업재해의 예방 대책[48]

- 안전관리 지도요령에 따라 적절하고 구체적인 재해방지계획을 수립한다.
- 산업장의 감독과 지도, 근로환경의 개선, 기계설비, 근로조건의 개선에 대한 집단지도를 필요로 한다.
- 안전교육과 보건교육을 실시한다.
- 근로자를 적재적소에 배치하도록 한다.

48. 고한철 外 15인, op. cit., p.280

- 의료 · 구급제도를 수립하여 실시한다.
- 안전보건에 관한 표어나 포스터를 부착하도록 한다.
- 타 부서의 협조와 유기적인 연결이 필요하다.

# 3. 직업병(Occupation disease)

## 1) 개념

### 1 정의

직업의 종류에 따라 그 직종이 가지고 있는 특정한 이유로 그 직종에 종사하는 사람에게만 발생하는 특정한 질환을 말하며, 산업의 발달과 다양화로 직업병 종류가 증가하고 있다.

### 2 직업병의 발생원인[49]

- 불량한 환경조건 : 온도, 습도, 환기, 광선, 소음, 유해가스, 분진, 증기 등
- 부적당한 근로조건 : 근로조건, 근로밀도, 작업자세, 작업속도, 근로시간, 휴식 시간 등이 문제

### 3 직업병의 원인과 종류[50]

질병을 일으키는 원인물질의 성상에 따라 분류하면 다음과 같다.

49. Ibid., p.284
50. 야후 백과사전(동서문화사)

### (1) 물리적 원인에 의한 것

고온과 저온, 조명, 소음, 유해광선, 전리방사선, 이상기압 등 작업환경 중의 물리적인 유해인자에 의해 발생하는 것으로, 열중증, 난청, 케이슨병, 안구진동증, 파상풍 등의 장애가 나타난다.

### (2) 화학적 원인에 의한 것

각종 화학공업의 발달에 따라 유해물질의 취급에서 발생하는데, 일산화탄소, 이황화탄소, 납, 수은, 아연 등의 가스 및 분진 등이 호흡기나 소화기 · 피부를 통해 흡수되어 국소작용이나 전신 작용을 일으켜 중독이나 발진 등 여러 가지 건강장애를 초래한다.

### (3) 생물학적 원인에 의한 것

가축이나 동물의 가죽을 취급하는 사람에게 감염 되는 탄저병이나 브루셀라증, 세균을 다루는 직업에 종사하거나 전염병환자를 취급하다 그 병에 감염되는 경우 및 탄광 내 종사자에게 발생하는기생충의 감염 등이 이에 속한다.

### (4) 정신적 원인에 의한 것

산업의 고도화에 따른 작업공정의 자동화 및 컴퓨터의 사용 등으로 인한 정신적인 피로나, 속기사, 타이피스트, 전화교환원 등 단순반복적인 작업의 편중으로 인한 귀울림, 불면증, 근시, 월경이상 등 정신신경장애 및 신체적 장애가 나타난다.

[표 3-1] 직업병의 원인별 분류표

| | 원인 | 장해 | 발생 직종 | 침범된 장기(臟器) |
|---|---|---|---|---|
| 물리적 원인 | 작업자세 | 척추만곡 | 대장공 | 척추 |
| | | 정맥류(靜脈瘤) | 서서하는 작업 | 하퇴정맥 |
| | 온열조건 | 열중증(熱中症) | 제철공 · 조선공 · 화부 | 심장을 중심으로 한 순환기 · 체온조절 기능 · 피부 · 말초신경 |
| | | 동상 | 냉동작업 | |
| | 이상기온 | 케이슨병 | 잠수부 · 해녀 · 산악가 | 체내의 질소침입 · 혈액 속의 산소분압 감소로 두통 유발 |
| | | 산악 · 항공사 | 항공사 | |
| | 소음 | 난청 | 제관공 · 소음작업 | 청신경이상 |
| | 광선(光線) | 안구진동증 | 갱내작업 | 적외선에 의한 수정체 혼탁 |
| | | 백내장(白內障) | 유리공 · 대장공 | |
| | | 전광성 안염 | 용접작업 | |
| | 전리(電離) 방사선 | 방사선장애 | X선 · 아이소토프 취급자 | 조혈기 · 피부생식기 |
| | 진동 | 혈관신경증 | 착암작업 | 말초신경 · 혈관 운동신경 |
| 화학적 원인 | 규산(硅酸) 석면 | 규폐(硅肺) | 도자기공 · 내화벽돌공 · 석공 | 폐 · 심장 |
| | 납 | 납중동 · 사에틸납중독 | 납제련 · 축전지공 · 문선공 | 혈액 · 소화기 |
| | 수은 | 수은중독 | 제련 · 시계제조 | 구내염 · 정신신경장해 |
| | 아연 | 금속증기열 | 주조 · 용접공 | |
| | 일산화탄소 | 일산화탄소중독 | 제철용접공 · 유리제조 | 혈액 · 신경 |
| | 이황화탄소 | 이황화탄고중독 | 고무 · 셀로판제조 | |
| | 벤젠 | 벤젠중독 | 도로의 용제 · 탈지 | 조혈기 장애 |
| | 아닐린 | 아닐린중독 | 염료제조 | 방광암 |
| 생물학적 원인 | 기생충 | 십이지장충 | 갱내작업자 · 농경자 | 소장 |
| | 세균 | 탄저병(炭疽病) | 수피업자 · 목축업자 | |
| | | 표저 | 방직공 | 손가락 |
| | 원충 | 바일병 | 갱내작업 | 간장 · 신장 |
| | | | 하수조소제부 | |

| 정신적 원인 | 작업의 편중 | 노이로제 | 회사원(관리직, 신경 쓰는 업무) | 정신 신경 장해 |
|---|---|---|---|---|
| | | 서경(書痙) | 속기사 · 타자수 | 손가락 |
| | | 귀울림 | 전화교환원 | 귀 |
| | | 불면증 | 야간작업자 | 뇌신경 |
| | | 근시 | 인쇄 · 시계수리공 | 눈 |
| | | 월경이상 · 불임 | 버스안내원 | 골반강내 장기 |
| | | 발성근 경련 | 성악가 | 성대 |

자료:야후 백과사전

## 2) 대표적인 직업병

### 1 진폐증(塵肺症, Pneunoconiosis)

#### (1) 정의

오랫동안 작업장에서 발생하는 작은 먼지인 분진이 폐에 쌓여 호흡기능이 장애를 일으키는 질병으로, 우리나라에서 가장 대표적인 직업병 중 하나이다.

#### (2) 진폐증의 종류

흡입되는 분진의 종류에 따라 명명하고 있다.

① **무기분진** : 규폐(硅肺), 석면폐, 활석폐, 납석폐, 규조토폐 등

② **금속분진** : 철폐(鐵肺), 알루미늄폐, 베릴륨폐 등

③ **탄소분진** : 탄폐, 흑연폐 등

④ **유기분진** : 면폐, 사탕수수폐, 마폐(麻肺), 코르크폐, 선향폐(線香肺),

농부폐(농업관계자가 생산물에서 나오는 분진을 흡입하여 일어나는 폐질환) 등

### (3) 증상

- 초기 증상은 잦은 기침과 가래
- 호흡곤란, 해수, 흉통, 혈담, 전신쇠약, 체중감소 등의 강약 차이 보인다.

### (4) 예방책

- 분진이 발생하는 작업장의 근본적인 원인의 제거와 작업환경의 개선
- 작업시간의 조정, 작업강도의 경감으로 근로자는 분진에 대한 보호 복장 필요

## 2 중금속 중독

### (1) 정의

수은, 납, 구리, 망간, 크롬 등과 같은 중금속염이 체내에 흡수·축적되어 일으키는 증세

### (2) 종류

납 중독(Lead poisoning), 수은 중독(Mercury poisoning), 크롬 중독 (Chromium poisoning), 카드늄 중독(Cadmium poisoning), 망간 중독 (Manganese poisoning), 금속열(Metal fever) 등

### (3) 증상

중금속에 따라 다소 증상의 차이는 있으나 일반적인 증상은 1차적으로 복통, 구토, 설사, 식용감소, 경련 등이 나타나며, 2차적으로는 신장기능 이상, 중추신경계 장애, 피부 궤양, 혈변 등을 나타내므로 주의가 필요하다.

### (4) 예방책

① **시설개선** : 발생원의 시설개선 및 환기, 국소박이 등이 필요

② **작업방법의 개선** : 중금속 중독에 폭로되는 방법을 개선하기

③ **후생시설의 설비** : 세면장, 목욕탕 및 탈의장 등의 설비와 식당 및 휴게실 등의 설비 갖추기

④ **보호구의 착용** : 방독 및 방진 마스크, 장갑 및 장화, 보호복 등을 착용하며 보호크림 사용하기

⑤ **예방약제 및 영양제의 투여** : 해독 및 배설촉진제나 무기염류 및 비타민 등을 투여하기

⑥ **정기건강진단 실시** : 조기 발견하여 전진, 휴양, 치료 등을 실시하기

**[표 3-2] 최근 3년간 직업병 발생 현황**

| 구 분 | 계 | 진폐 | 난청 | 금속 및 중금속 | 유기화합물 | 기타화학물질 | 기타 |
|---|---|---|---|---|---|---|---|
| 계 | 5,925 | 4,187 | 729 | 25 | 52 | 265 | 647 |
| 2008 | 1,653 | 1,145 | 220 | 11 | 11 | 68 | 198 |
| 2007 | 2,098 | 1,422 | 237 | 6 | 25 | 153 | 255 |
| 2006 | 2,174 | 1,620 | 272 | 8 | 16 | 64 | 194 |

자료:노동부

### 3) 직업병의 예방 대책[51]

#### (1) 건강관리

건강진단, 폐결핵관리, 성인병관리, 직업병관리, 건강 상담 등 실시

#### (2) 환경관리

환경점검, 작업환경의 조사 · 분석 · 개선, 보호구의 점검 및 정비, 생산시설의 개선, 급식시설의 위생지도, 구충 · 구서 및 소독 등 실시

#### (3) 보건관리

교육 자료의 수집 · 정의 · 정리 · 분석 · 제작 등 실시
→ 근로자에 보건교육 실시

51. 한명규(2003). 공중보건학. 신정. p.196

Chapter

# IV 식품보건
(Food Health)

## 1. 식품위생

### 1) 개념

#### 1 우리나라 식품위생법의 정의

"식품위생은 식품, 첨가물, 가구 또는 용기, 포장을 대상으로 하는 음식에 관한 위생" 이며 그 목적은 "식품으로 인한 위생상의 위해를 방지하고 식품영양의 질적 향상을 도모함으로써 국민보건의 증진에 이바지함"을 목적으로 한다고 규정한다.

#### 2 WHO 환경위생 전문위원회(1955년, 제네바 개최)

식품의 재배, 생산, 제조로부터 인간이 섭취하는 과정까지 모든 단계에 걸쳐 식품의 ①안정성 ②건전성 ③완전 무결성을 확보하기 위한 모든 수단을 의미한다.

*Food hygiene means all measures necessary for enduring the safety, wholesomeness, and soundness of food at all stages from its growth, production or manufacture until its final consumption.*

### 3 질병을 예방하기 위한 지침(WHO)

- 안전하게 가공된 식품을 선택할 것
- 철저하게 조리할 것
- 조리된 음식을 즉시 먹을 것
- 조리된 음식은 조심해서 저장할 것
- 한 번 조리되었던 음식은 철저히 재 가열할 것
- 날로 된 음식과 조리된 음식이 섞이지 않도록 할 것
- 손을 자주 씻을 것
- 부엌의 모든 표면을 아주 깨끗이 할 것
- 곤충이나 쥐, 기타 동물들을 피해서 식품을 보관할 것
- 깨끗한 물을 이용할 것

### 4 식품의 안전성과 건전성을 위협하는 요인[52]

① **자연환경 요인** : 광선, 온도, 습도, 산소 등

② **생물학적 요인** : 병원성 미생물, 각종 기생충, 독성성분, 해충이나 곤충 등

③ **식량 · 식품 생산 요인** : 화학 합성품, 가공 처리 반응 생성물 등

④ **환경 · 생활오염 요인** : 대기오염, 수질오염, 토양오염, 각종 폐기물 등

⑤ **사고** : 유해 첨가물, 화학물질의 부정 사용, 부주의 등

## 2) 식품의 변질과 보존

### 1 변질

식품을 자연상태에 방치할 경우 영양소나 향미가 손상되어 식용이 부 적합한 것을 의미한다.

52. 김기훈 外 11인. op. cit., p.252

## 2 변질의 종류

### (1) 부패(Putrefaction)

생물의 유해나 배설물 등 질소를 함유하는 유기물질이 혐기성세균에 의해서 불완전하게 분해되는 현상 예 주로 단백질 식품류

### (2) 변패(Deterioration)

탄수화물이나 지방질, 즉 질소를 함유하지 않은 식품이 미생물에 의해 변질된 것을 의미 예 탄소화물, 지방 식품류

### (3) 산패(Rancidity)

유지류가 공기나 열, 빛 등에 노출된 채 저장되는 동안에 변질되어 향미가 변하는 상태 예 유지류

## 3 보존

식품의 변질을 사전에 막기 위하여 미생물의 오염, 증식, 발육 등을 방지 또는 억제하여 식품의 가치를 안전하게 유지하는 것

→ 온도, 습도, 영양분 및 pH 등이 중요 요소

## 4 식품의 보존방법

### (1) 물리적 방법

건조법, 가열법, 냉장 및 냉동법, 자외선, 방사선 조사법 등

① **가열법(Heating)**
- 80℃에서 30분~120℃에서 20분 정도 가열하여 식품의 변질을 막는 방법
- 음식물의 향미, 비타민, 영양가 등의 손실 가능

② **건조법(Drying)**
- 수분의 함량을 탈수시켜 미생물의 번식 차단
- 일광건조법과 인공건조법이 있음
- 과일, 어류, 곡류, 육류 등의 보존에 이용

③ **냉동 · 냉장법**
- 식품을 저온에 보관함으로써 미생물의 번식 차단
- 냉장(cold storage)은 0℃~4℃, 냉동(freezing)은 0℃이하에서 보관
- 육류, 어류 등 보존에 이용

④ **자외선 살균법(Radiation)**
- 자외선 중 2,500~2,700Å 사이의 파장이 살균력 있음
- 식품의 표면 살균은 가능하나 내부는 효과 없음
- 기구, 식품표면, 청량음료, 분말식품 등에 적용

⑤ **방사선 조사법**[53]

㉠ 방사선 조사식품

식품조사(Food irradiation)는 식품을 일정기간 동안 방사선에너지에 노출시켜 필요한 효과(발아억제, 속도지연, 살균, 살충 등)를 가져오는 처리방법이다. 이렇게 조사된 식품을 방사선 조사식품이라고 한다.

㉡ 안전성
- 조사는 건강에 해로움을 줄 수 있는 식품성분의 변화를 주지 않는다.
- 조사식품은 위생적인 측면에서 안전하며, 해로운 미생물의 변화를 주지 않는다.
- 조사식품은 소비자에게 영양적인 측면에서 어떠한 영양적인 손실을 주지 않는다.

53. http://www.mw.go.kr/방사선 조사식품

• 방사선 조사식품은 어떠한 유전적인 영향도 미치지 않는다.
• 방사선 α, β, γ 등을 이용 → γ선 가장 살균력 높다.
• 우리나라에서는 $Co_{60}$이 사용되고 있다.
• 현재 세계적으로 32개가 사용 중이다.
• 국내 방사선 조사식품 허가품목 현황

[표 4-1] 국내 방사선 조사식품 허가품목 현황

| 허가품목 | 허가선량(kGy) | 목 적 | 허가 날짜 |
|---|---|---|---|
| 감자,양파,마늘 | 0.15 | 발아억제 | 1987.10.16. |
| 밤 | 0.25 | 발아억제 | |
| 생버섯 및 건조버섯 | 1 | 숙도지연 | |
| 건조향신료 | 10 | 살균, 살충 | 1988.9.13. |
| 가공식품 제조원료용 건조식육 및 어패류 분말 | 7 | 살균, 살충 | 1991.12.13. |
| 된장, 고추장, 간장 분말 | 7 | 살균, 살충 | |
| 조미식품 제조원료용 전분 | 5 | 살균, 살충 | |
| 가공식품 제조원료용 건조채소류 | 7 | 살균, 살충 | 1995.5.19. |
| 건조향신료 및 이들 조제품 | 10 | 살균, 살충 | |
| 효모, 효소식품 | 7 | 살균, 살충 | |
| 알로에 분말 | 7 | 살균, 살충 | |
| 인삼(홍삼포함)제품류 | 7 | 살균, 살충 | |
| 2차 살균이 필요한 환자식 | 10 | 살균 | |
| 난분 | 5 | 살균 | 2004.5.24. |
| 가공식품 제조원료용 곡류, 두류 및 그 분말 | 5 | 살균, 살충 | |
| 조류식품 | 7 | 살균, 살충 | |
| 복합조미식품 | 10 | 살균 | |
| 소스류 | 10 | 살균, 살충 | |
| 분말차 | 10 | 살균, 살충 | |
| 침출차 | 10 | 살균, 살충 | |

자료: 보건복지가족부

[표 4-2] 주요 방사선 허가국과 허가 품목

| 주요 국가 | 허 가 품 목 |
|---|---|
| 미국 (55) | 쌀, 밀, 배, 향신료, 조미건조채소, 건포도, 자두, 감자, 사과, 밀가공품, 귤, 여지, 마늘, 닭고기, 샤롯, 부분가금육, 딸기, 토마토, 파파야, 견과류, 뿌리 및 괴경, 건조완두콩, 건조살구, 건조과일, 가금육(생 또는 냉동), 복숭아, 살구, 붉은 건포도, 과일, 옥수수분말, 건조버섯, 대추야자, 커피콩, 돼지고기, 코코아콩, 버섯, 허브, 밤, 두류, 건조콩, 체리, 망고, 옥수수, 곡류분말, 건조대추, 채소, 건조효소제제, 건조채소, 포도, 식물성식품, 구근류, 적육 |
| 영국 (47) | 쌀, 밀, 곡류분말, 배, 건조버섯, 샤롯, 망고, 딸기, 버섯, 양파, 건포도, 자두, 어육, 토마토, 밀가공품, 견과류, 귤, 옥수수, 조미건조채소, 건조채소, 부분가금육, 과일, 사과, 새우, 냉동해양식품, 여지, 마늘, 포도, 건조어육, 건조두류, 건조과일, 체리, 닭고기, 대추야자, 건조살구, 붉은건포도, 조미료, 어패류, 살구, 가금육, 복숭아, 건조완두콩, 나무딸기, 건조대추, 향신료 |
| 프랑스 (41) | 곡류, 곡류분말, 가금육, 동물혈병, 건조완두콩, 동물혈장, 난백, 동물피, 개구리다리, 허브, 건조야채, 곡분, 대추야자, 딸기, 건포도, 건조무화과, 캠버트치즈, 아라비아껌, 닭고기, 감자. 양파, 마늘, 카제인, 샤롯, 옥수수, 향신료, 곡류후레이크, 건조야채, 조미용건조야채, 부분가금육, 곡류씨앗, 마늘분말, 새우, 건조버섯, 난백, 건조대추, 건조과일, 양파분말, 건조살구 |
| 네덜란드 (20) | 곡류후레이크, 두류, 건조과일, 허브, 향신료, 가금육, 조미건조용야채, 개구리다리, 아라비아껌, 건조야채, 부분가금육, 건조완두콩, 대추야자, 닭고기, 건조버섯, 건조인디안 대추, 건포도, 새우, 두류, 환자식 |

자료: 보건복지가족부

※ **방사능 오염식품이란**[54]

- 핵 반응기 누출사고 또는 핵실험에서 발생된 방사능 오염물질에 우발적으로 오염된 식품을 말한다.
- 따라서 방사능 오염식품이 보존이나 위생적인 품질을 향상시킨 조사식품과는 전혀 다르다.
- 식품조사는 식품 밖에서 조사하는 것이므로 식품에 쬐인 감마선은 열로 변하거나, 식품을 통과하여 빠져나가 버리므로 식품 속에 잔류되어 방

54. http://www.mw.go.kr/방사선 조사식품

사선을 내보내거나 식품내 물질이 방사능을 띠는 것은 아니다.

⑥ **통조림법**(Canning)
- 통속에 가스를 제거하고 밀봉한 후 가열처리를 하여 식품을 장기간 보존 가능하게 하는 방법이다.
- 생선, 과일류, 과자류, 잼류 등에 이용된다.

### (2) 화학적 방법

염장법, 당장법, 산장법, 방부제 등 식품 첨가제법 등

① **염장법**(Salting)
- 10~20% 소금 농도에 식품을 보관하는 방법
- 해산물, 육류, 야채류 등에 이용

② **당장법**(Sugaring)
- 40~50%의 설탕을 이용하여 식품을 보관하는 방법
- 잼, 젤리, 과실 등에 이용됨

③ **산장법**(Pickling)
- pH가 낮은 초산이나 젖산을 이용하여 식품을 저장하는 방법
- 야채, 과일 등 이용

④ **식품첨가제법**[55]
- 식염, 초산, 알코올 등의 정균작용에 의해 방부하는 방법으로 식품을 장기간 보존하는 방법
- 방부제의 조건

㉠ 무독하고 만성 중독을 초래하지 않을 것
㉡ 식품의 보존이 확실하고 식품에 변화를 주지 않을 것
㉢ 무미 · 무취 · 내열성 · 수용성이며, 용량이 적고 사용방식이 용이할 것
㉣ 식품의 자기발효는 물론 세균, 효모류에도 유효할 것
㉤ 값이 저렴할 것

55. 김기훈 外 11인, op. cit., p.258

⑤ **훈연법(Smoking)**
- 연기가 식품에 침투되도록 하여 저장성을 높이는 방법
- 연기 중에 Aldehyde, Alcohol, Phenol, Acetone 등이 침입하여 살균력을 발휘
- 육류, 어류 등에 이용

## 3) 식품과 전염병

### 1 경구전염볍

소화기계통의 질병은 바이러스와 세균에 의한 것으로 분류

#### (1) 바이러스에 의한 것

- 유행성 간염(Epidemic hepatidis)
- 소아마비(Polio mylitis)
- 성홍열(Scarlet fever)
- 전염성 설사 등

#### (2) 세균에 의한 것

- 장티푸스(Typhoid fever)
- 세균성이질(Bacillary dysentery)
- 파라티푸스(Paratyphoid fever)
- 콜레라(Cholera)

### 2 인수 공통 전염병(Zoonosis)[56]

식품을 통한 전염병이 사람과 동물에 같이 감염되는 전염병을 의미

56. 문성기 外 12인, op. cit., p.257

① **결핵** : 소의 우유를 통해 전염

② **탄저병** : 소, 말, 돼지, 양 등의 피부 상처로 전염

③ **브루셀라병** : 소의 우유나 소변을 통해 감염

④ **야토병** : 야생 토끼와 접촉 시 피부점막이나 경구를 통해 감염

## 2. 식중독(Food poisoning)

### 1) 정의

음식물을 섭취함으로써 일어나는 질병이나 건강장애, 즉 음식을 섭취한 사람이 발열, 구토, 설사, 복통 등의 급성 위장장애를 일으키는 질병을 총칭하며, 식품에 오염된 세균, 유독물질, 동식물의 독소에 기인한 이상증상과 함께 신경증상도 포함된 비정상 상태를 말한다.

### 2) 식중독의 분류

#### 1 세균성 식중독

##### (1) 감염형

식품과 함께 섭취된 세균의 체내증식에 의한다.

예 살모넬라균, 장염비브리오균, 병원성 대장균, 연쇄상구균 등

### (2) 독소형

병원세균이 증식할 때 생긴 독소에 의해 발생한다.
예 보툴리누스균, 포도상구균, Bacillus cereusrbs 등

### (3) 기타

특이 식품에 의해 피부 알러지 등이 발생한다.
예 꽁치, 고등어, 복숭아, 옻 등

## 2 자연성 식중독

### (1) 식물성

식물체들이 본래 유독물질을 함유하거나 특수한 조건 아래서 유독화 되어 발생한다.
예 버섯독, 감자독, 청매, 독미나리, 맥각균, 황변미 등

### (2) 동물성

독물성 식품에 의해 자연적으로 생산되는 독성분에 의해서 발생한다.
예 복어알(tetrodotoxin), 조개류 등

## 3 화학물질 식중독

### (1) 불량첨가물

식품의 제조 및 가공시 첨가되는 화학적 합성물질의 오남용 시 발생
예 유해감미료, 인공착색료, 표백제, 보존제, 살균제 등

### (2) 유해 중금속

생활주변에서 쉽게 접할 수 있는 중금속의 오남용으로 발생

예 농약류, 납, 구리, 수은, 카드뮴, 아연 등

[표 4-3] 지난 9년간 비브리오 패혈증 발생 현황

| 연도 | 2001 | 2002 | 2003 | 2004 | 2005 | 2006 | 2007 | 2008 | 2009 |
|---|---|---|---|---|---|---|---|---|---|
| 발생 환자수 | 41 | 60 | 80 | 57 | 57 | 88 | 59 | 49 | 24 |

자료:보건복지가족부

[표 4-4] 최근 3년간 월별 비브리오 패혈증 발생현황

| 월 / 연도 | 1 | 2 | 3 | 4 | 5 | 6 | 7 | 8 | 9 | 10 | 11 | 12 |
|---|---|---|---|---|---|---|---|---|---|---|---|---|
| 2009 | 0 | 0 | 0 | 0 | 0 | 0 | 1 | 9 | 8 | 6 | 0 | 0 |
| 2008 | 0 | 0 | 0 | 0 | 0 | 3 | 11 | 6 | 21 | 8 | 0 | 0 |
| 2007 | 0 | 0 | 0 | 0 | 0 | 0 | 4 | 12 | 29 | 12 | 2 | 0 |
| 합 계 | 0 | 0 | 0 | 0 | 0 | 3 | 16 | 27 | 58 | 26 | 2 | 0 |

자료:보건복지가족부

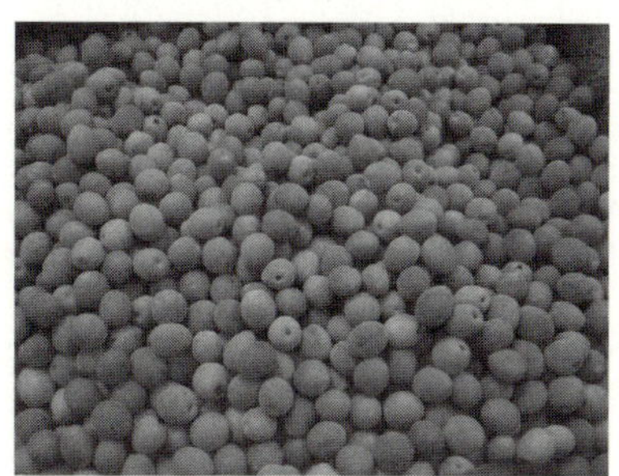

[그림 4-1] 청매

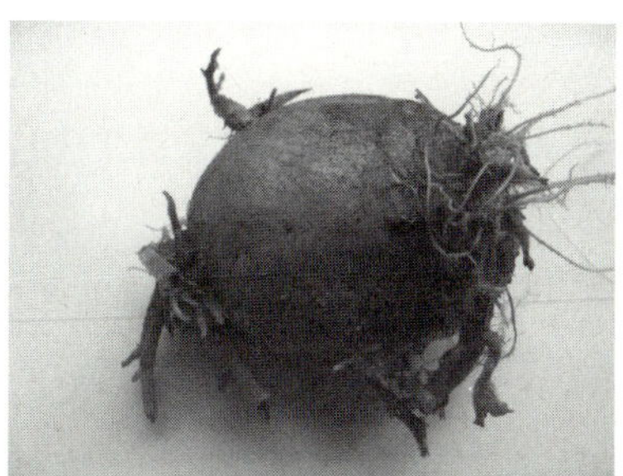

[그림 4-2] 싹난 감자의 독

## 3) 증상[57]

### 1 일반적 증상

- 원인이 되는 식품을 섭취하면 곧 발생하거나 몇 시간애서 하루 만에 발병
- 대표적 증상 : 메스꺼움, 구토, 격심한 복통, 설사, 열의 유무 등
- 심할 경우 축 늘어져 맥이 약해지고 몽롱해지며, 경련이나 수족이 마비된다.

### 2 특수 증상

#### (1) 감염형 식중독

- 원인 식품을 섭취 후 수 시간 내지 수 십 시간 후에 급성 위장염 증상(복통, 메스꺼움, 구토, 설사 등)이 있고 열을 동반
- 심할 경우 사망 할 수도 있다.

#### (2) 독소형 식중독

- 현기증과 함께 물건이 두 개로 보이고 호흡 곤란 등의 증상
- 포도상구균 중독은 식후 발병까지 3시간 전후로 잠복기가 짧은 것이 특징

#### (3) 부패식품 중독

- 가벼운 복통 설사가 수 일 간 지속되는 점이 특징

#### (4) 자연독 중족

- 모시조개, 굴류 : 쌀알만한 피하출혈에 이어 황달을 동반하며, 짧게는 12시간 후, 길게는 1주일 후 보통 2~3일 후 증상이 나타난다.

57. http://www.mw.go.kr/식중독예방관리

• 독버섯 : 빠르면 1~2시간 후, 적어도 십 수 시간 지나면 증상이 나타나며, 일반적으로 증상이 나타나기까지의 잠복기가 짧을수록 경증이고, 길수록 중증이 되는 경우가 많다.

## 3 식중독과 알레르기의 차이

### (1) 식중독

변질된 식품을 섭취하고 발생하는 두드러기 증세 등

### (2) 알레르기

개인의 체질과 관련된 것으로 알레르기 원인물질이 체내로 들어 올 때 항체와 히스타민 계통의 물질을 형성하여 발진, 가려움증 등을 동반하며, 동일한 식품을 여러 사람이 섭취해도 특정한 사람에게만 증세가 나타나는 경우가 있다.

## 4 예방[58]

### (1) 세균을 묻히지 않는 청결수칙

- 시설, 도마, 식칼 등의 기구, 손의 세척, 소독을 철저히 한다.
- 정기적으로 건강검진을 하고, 손에 상처가 있는 사람과 설사하는 사람은 조리작업을 하지 않는다.
- 조리장 내외의 청소, 위생복 착용을 철저하게 지킨다.

### (2) 세균이 증식하지 않게 신속하게 또는 냉장 수칙

- 식품에는 원래 다소의 식중독균이 부착되어 있는 것이 많으므로 균이 증가할 수 있는 시간적 여유를 주지 않도록 신속하게 조리한다.
- 균이 증식하기 쉬운 온도에 방치하는 시간을 짧게 하고 냉장고에 보관한다.

58. http://www.mw.go.kr/식중독예방관리

- 많은 양을 가열 조리한 식품은 소량으로 나누어 빨리 냉각시킨다.
- 중요한 점은 식중독균이 있어도 그것이 식중독을 일으킬 수 있는 숫자가 되지 않는 범위 내에서 식용한다.

### (3) 세균을 사멸하는 가열 수칙

- 가열할 수 있는 식품은 충분히 가열, 조리한다.
- 열에 강한 식중독균의 사멸을 위하여 전날에 가열 조리된 식품은 식용하기 전에 반드시 충분히 재가열한다.

### (4) 조리도구와 식기류는 항상 청결하게 관리한다.

**[표 4-5] 조리도구와 식기류 청결방법**

| 구분 | 방 법 |
|---|---|
| 식기류 | 애벌씻기, 헹굼, 열탕소독(65℃에서 30분이상)은 3단조 세척이 바람직하다. |
| | 식기류는 흐르는 물에 여러번 씻는 것이 효과적이다. |
| | 접시에 남아있는 음식물 찌꺼기를 깨끗이 제거한다. |
| | 세척제 등을 사용하여 전분이나 지방분을 완전히 제거한다. |
| | 끓는 물에 1분 이상 담가두고, 충분히 탈수, 건조한다. |
| | 식기 보관고에 저장하여 먼지나 유해곤충의 접촉을 방지한다. |
| 조리용칼 | 재료를 바꾸어 사용할 경우에는 잘 씻고 사용하며 보관시에는 세제 사용 후 열탕소독을 한다. |
| 도마 | 재료에 따라 야채용, 육류용, 생선용 등으로 구분 사용하고 항상 습하기 쉬우므로 깨끗이 닦고 소독해서 사용한다. |
| | 나무도마를 사용하는 경우 흠집이 생겼을 때는 반드시 깍아서 사용한다. |
| 행주 | 마른 행주와 젖은 행주를 구분하여 사용하며 흰색목면이 이상적이다. |
| | 행주 사용후 세제로 끓여 소독하거나, 염소 소독한 뒤 햇빛에 말려 사용한다. |

자료:보건복지가족부

# 3. 식품 첨가물의 종류와 특성

## 1) 정의

우리나라에서는 식품위생법 제2조 제2호에 "식품을 제조, 가공 또는 보존함에 있어 식품에 첨가, 혼합, 침윤, 기타의 방법으로 사용되는 물질을 말한다."라고 하였으며, FAO와 WHO의 합동식품첨가물전문위원회(The joint FAO/WHO Expert Committee on Additives, 1956)에서도 식품의 외관, 향미, 조직 또는 저장성을 향상시키기 위한 목적으로 보통 적은 양이 식품에 첨가되는 비영양 물질이라고 하였다.

또한 미국식품보호위원회(Food Protection Committee of the National Academy of Science-National Research Council)에서는 "생산, 가공, 저장 또는 포장 등의 어느 단계에서 식품 중에 첨가되는 기본적인 식량 이외의 물질, 또는 이들의 혼합물로서 우발적인 오염물은 이에 포함되지 않는다."라고 정의하였다.[59]

## 2) 식품첨가물의 구비조건[60]

- 인체에 유해한 영향을 미치지 않을 것
- 사용목적에 따른 효과를 소량으로도 충분히 나타낼 것
- 식품의 제조가공에 필수불가결 할 것
- 식품의 영양가를 유지할 것
- 식품에 나쁜 이화학적 변화를 주지 않을 것
- 식품의 화학분석 등에 의하여 그 첨가물을 확인할 수 있을 것
- 식품의 미관을 좋게 할 것
- 식품을 소비자에게 이롭게 할 것

59. 고성진 外 7인(1994), 공중보건학, 지구문화사, p.233
60. 김동석(2002), 공중보건학, 수문사, p.281

### 3) 식품 첨가물의 종류와 부적용[61]

#### 1 방부제

① **기능** : 세균의 성장을 억제 또는 방지하여 식품을 보존하기 위한 보존제
② **첨가물명** : 소르빈산, 소르빈산 칼륨, 안식향산, 나트륨 등
③ **주의식품** : 자장면, 음료수, 빵류, 가공식품류 등
④ **부작용** : 발암작용, 피부염, 중추신경마비. 염색체 이상 등

#### 2 화학조미료

① **기능** : 자연식품에 존재하는 풍미를 인공적으로 합성하며 식품의 맛을 향상시킨다.
② **첨가물명** : MSG(Monosodium L-glutamate)
③ **주의식품** : 라면, 통조림, 음료수, 과자, 맛소금, 다시마, 감치미 등
④ **부작용** : 중국음식증후군, 뇌손상, 우울증, 손발저림 등

#### 3 산화방지제

① **기능** : 지방이나 탄수화물 식품의 변색을 방지한다.
② **첨가물명** : BHT, BHA, TBHQ, 몰식자산프로필, 에리트로브신, L-아스코르 빈산, DL-a토코페롤 등
③ **주의식품** : 쥬스, 스프, 크래커류, 쇼트닝 등
④ **부작용** : 발암, 각종신체장애, 유전자손상, 피부자극 등

#### 4 감미료

① **기능** : 설탕의 수 백 배의 단맛을 주는 물질
② **첨가물명** : 사카린, 둘신, 아스파탐, 나트륨 등

61. 윤철영(2003). 웰빙밥상보고서. 개미와 베짱이. pp.33~36

③ **주의식품** : 청량음료류, 빙과류, 빵류 등
④ **부작용** : 발암성, 편두통, 기억상실증 등

## 5 착색제

① **기능** : 식품의 색을 돋보이도록 가미된 인공착색제
② **첨가물명** : 타르색소
③ **주의식품** : 음료수, 햄, 소시지, 빙과류, 사탕 등
④ **부작용** : 아토피피부염, 비염, 천식, 발암성 등

## 6 발색제

① **기능** : 식품 중에 함유되어 있는 색소와 결합하여 식품의 색을 안정화시키거나 색이 돋보이도록 한다.
② **첨가물명** : 아질산나트륨, 질산나트륨, 질산칼륨, 아초산나트륨, 황산제일철 등
③ **주의식품** : 햄, 소시지, 베이컨 등 육가공품류
④ **부작용** : 소화기계통, 호흡기계통 질환유발, 빈혈 등

## 7 표백제

① **기능** : 식품의 원래의 색을 희게 하여 상품성이 돋보이도록 한다.
② **첨가물명** : 아황산나트륨
③ **주의식품** : 밀가루, 과자, 빵류, 빙과류 등
④ **부작용** : 소화기장애, 천식, 순환기장애 등

## 8 팽창제

① **기능** : 실제의 부피보다 팽창하도록 하는데 사용되는 물질

② **첨가물명** :가성소오다, D-주석산수소칼륨 등
③ **주의식품** : 빵류, 과자류 등
④ **부작용** : 높은 중금속 함량이 문제되고 있다.

[표 4-6] 식품안전사고 발생 목록

| 번호 | 그룹 | 사건명 | 관련위해물질 |
|---|---|---|---|
| 1 | Ⅲ | 화학간장사건 | 염산 |
| 2 | Ⅲ | 수입자몽 농약오염 | Alar |
| 3 | Ⅲ | 라면 우지 파동 | 공업용우지 |
| 4 | Ⅲ | 인공감미료 Ⅰ | 사카린 |
| 5 | Ⅲ | 우유항생물질 오염 | 항생물질 |
| 6 | Ⅲ | 수입밀 농약오염 | carbendazim, Thophanate methyl |
| 7 | Ⅲ | 화학조미료 | MSG |
| 8 | Ⅰ | 라면스프 농약오염 | Alum inium phosphide |
| 9 | Ⅲ | 포장재 톨루엔오염 | 톨루엔 |
| 10 | Ⅱ | 통조림 납 오염 | 납 |
| 11 | Ⅲ | 접착제 당면 | 타피오카전분 |
| 12 | Ⅳ | 인공감미료 | 스테비오사이드 |
| 13 | Ⅲ | 고름우유 | 체세포 수 |
| 14 | Ⅲ | 해초무침 유해색소 | 청색1호, 황색4호 |
| 15 | Ⅰ | 산분해 간장 | 3-MCPD, 1,3-DCP |
| 16 | Ⅲ | 농약콩나물 | 농약 |
| 17 | Ⅲ | 분유 DOP 검출 | DOP |
| 18 | Ⅰ | 조류독감 | 조류독감 |
| 19 | Ⅰ | 수입쇠고기 병원성 대장균 오염 | 병원성대장균 O-157:H7 |
| 20 | Ⅲ | 통조림 포르말린 | 포르말린 |
| 21 | Ⅰ | 내분비장애물질 | 내분비 장애물질 |
| 22 | Ⅲ | 유전자 변형(GM) 두부 사건 | GMO |
| 23 | Ⅲ | 꽃게 납검출 사건 | 납 |

| 번호 | 그룹 | 사건명 | 관련위해물질 |
|---|---|---|---|
| 24 | Ⅳ | 전지분유 → 클로스트리디움검출 | 클로스트리디움 |
| 25 | Ⅰ | 비아그라 유사물질 함유식품 | 비아그라 유사물질 |
| 26 | Ⅳ | 생식제품 → 바실러스세레우스 검출 | Bacillus cereus |
| 27 | Ⅰ | 튀김식품 아크릴 → 아마이드 파동 | 아크릴아마이드 |
| 28 | Ⅰ | 광우병 파동 | 광우병 |
| 29 | Ⅲ | 육제품의 아질산염 유해 논란 | 아질산염 |
| 30 | Ⅰ | 중국산 찐쌀 → 이산화황 검출 | 이산화황 |
| 31 | Ⅲ | 수단색소 → 소스류 사건 | 수단색소 |
| 32 | Ⅰ | 장어 등 말라카 → 이트그린 검출 | 말라카이트 그린 |
| 33 | Ⅲ | 김치 납검출 | 납 |
| 34 | Ⅲ | 김치 기생충란검출 | 기생충란 |
| 35 | Ⅲ | 음료 중 벤젠 검출 | 벤젠 |
| 36 | Ⅲ | 과자의 공포 → 알레르기유발식품 첨가물 | 식품첨가물 7종 |
| 37 | Ⅲ | 과자의알루미늄 유해성 논란 | 알루미늄(Al) |
| 38 | Ⅰ | 노로바이러스 → 집단 식중독 | 노로바이러스 |
| 39 | Ⅰ | 폐광지역 → 농산물 중금속 오염 | 중금속(Pb, Cd, Cu. As, Hg 등) |
| 40 | Ⅰ | 올리브유에서 → 발암줄밀 검출 | 벤조피렌(B(a)P) |
| 41 | Ⅰ | 이유식 사카자키균 | Enterobacter sakazakii |
| 42 | Ⅲ | 세계 각국 트랜스지방과의 전쟁 | 트랜스지방 |
| 43 | Ⅰ | 녹차 → 잔류농약 검출 | 파라치온, EPN |
| 44 | Ⅱ | 포도주 중 에틸바카메이트 검출 | 에틸카바메이트 |
| 45 | Ⅰ | 식품 중 이물검출 (1등급) | 이물 |
| 46 | Ⅲ | 식품 중 이물검출 → (3등급) | 이물 |

**자료 : 식품의약품안전청, HACCP관리계획개발보고서, 2010**

# 4. HACCP[62]

## 1) HACCP의 개념과 역사

### 1 개념

- HACCP : Hezard Analysis Critical Control Points
- 위해분석(HA), 중요관리점(CCP) 이라는 위생관리 방법
- 제품의 제조에 있어서 중요한 공정을 연속적으로 관리함으로써 각각의 제조공정 단계에서 제품의 안전성을 보증하려고 하는 위생관리 방법

### 2 연혁

- HACCP은 미국 우주 항공사의 안전한 식사를 생산하기 위한 방법으로 처음 제안되었다.
- 우리나라에 도입되기까지의 구체적인 연혁은 다음과 같다.

**[표 4-7] HACCP의 연혁**

| 연 도 | 내 용 |
|---|---|
| 1959 ~1960년대 | 미국 우주계획용 식품의 제조를 위하여 Pillsbury사가 모델이 될 수 있는 위생관리 방법을 찾게 됨. |
| 1971 | 미국 식품보호위원회(National Conference of Food Protection)에서 최초로 HACCP의 개요가 공포됨. |
| 1973 | FDA에 의하여 저산성통조림의 규제에 도입됨. |
| 1985 | NSA의 식품보호위원회가 이 방식의 유효성을 평가하고 식품생산자가 스스로 이 방식에 의한 위생관리와 품질관리에 적극적인 도입과 행정당국에 대해서는 법적 강제력이 있는 HACCP의 도입을 각각 권고함. |
| 1988 | ISMSF가 WHO에게 국제규격에 HACCP 도입을 권고함. |
| 1989 | NACMCF가 HACCP의 지침을 제시함. 이중에서 HACCP의 7원칙을 최초로 제시함. |

62. http://www.mw.go.kr/HACCP

| 1992 | NACMCF가 HACCP 지침의 수정판을 제시함. |
|---|---|
| 1993 | FAO/WHO가 HACCP 적용을 위한 가이드라인을 제시함. |
| 1995년 말 | 우리나라의 식품위생법에 HACCP 규정을 신설함. |

자료:보건복지가족부

## 2) HACCP의 적용 현황과 표시로고

### 1 2006년 10월말 HACCP 적용 현황

[표 4-8] 국내 HACCP 적용 현황

| 관 리 부 처 | 대상 업체 | 지 정 업 체 수 | 기 준 일 |
|---|---|---|---|
| 보건복지부 (식품의약품안전청) | 소계 | 256(29) | 2006년 10월 |
| | 식품제조가공업 | 171(9) | |
| | 단체급식업 | 56(20) | |
| | 농림부이관 | 29 | |
| 농림수산식품부 (국립수의과학검역원) | 소계 | 355 | 2005년 6월 |
| | 도축장 | 133 | |
| | 축산물가공 | 222 | |
| 국토해양부 (국립수산물품질검사원) | 소계 | 50 | 2004년 11월 |
| | 미국수출 | 7 | |
| | EU수출 | 43 | |
| 교육과학기술부 | 소계 | 9,027 | 2004년 12월 |
| | 학교급식 | 9,027 | |

주 : ( )안 수치는 지정취소 업체수이며, 교육인적자원부의 HACCP 지정현황은 총 10,304개교 중에 공동조리장 자료:보건복지가족부

## 2 표시로고

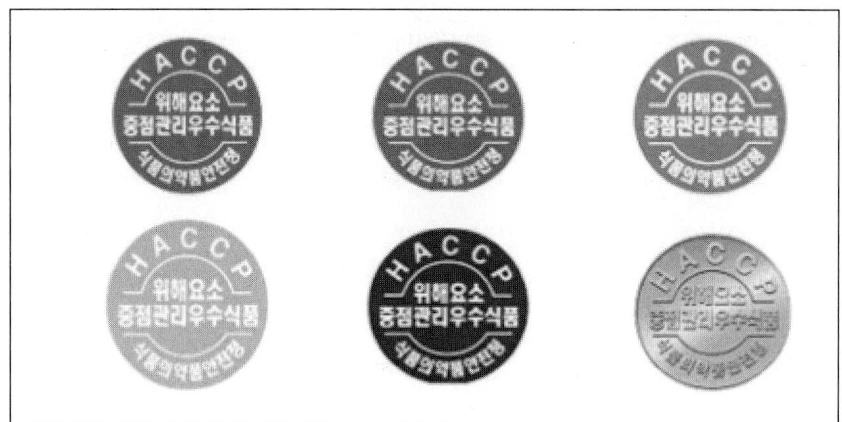

Chapter

# V 역 학
(Epidemiology)

## 1. 역학의 개념

### 1) 정의

#### 1 Epidemiology

epi(upon, on)+emos(people, population)+ology(science, study), 즉 인간집단 사회에 대한 질병연구이다.

#### 2 학자별 정의

(1) Clark

역학은 인간의 집단사회에서 일어나는 질병, 불구, 무능력 또는 사망의 발생과 분포에 영향을 주는 여러 가지 요인을 연구하는 학문이다.

(2) W.H. Frost

질병의 자연사에 관한 과학

### (3) Mac Mahon Pugh

인간집단에 발생하는 질병 빈도의 분포와 이들의 결정요인에 관한 연구이다.

### (4) C.O. Stallybrass

전염병의 원인, 전파, 예방에 관한 과학

### (5) Maxcy

인간사회에서의 질병의 발생과 분포를 결정하는 여러 가지 요인과 조건의 관련성을 연구하는 보건학의 한 분야이며, 보건학적으로 인류를 괴롭히는 여러 가지 질병의 원인을 배제시켜 이에 의하여 그 지역사회의 공공기관으로 하여금 그 질병의 예방 및 관리를 위하여 효과적으로 이용 할 수 있도록 연구하는 학문이다.[63]

### (6) Omran

인간집단 내 건강, 질병 상태 그리고 인구 변동의 발생과 분포는 물론 이들의 결정요인과 속발성 결과 및 투입된 보건사업의 작동기전을 연구하는 지식과 이 지식을 얻기 위한 방법론을 포함하는 학문이다.

### (7) 김일순

역학이란 인간사회 집단을 대상으로 그 속에서 질병의 발생, 분포 및 경향의 양상을 병백히 하고, 그 원인을 탐구하는 학문이다.[64]

---

63. 정희곤 外 3인, op. cit., p.306
64. 이인모, op. cit., p.195

### (8) 국제역학학회

인간집단 내에 발생하는 질병의 빈도와 분포를 결정하는 요인들에 관하여 연구하는 학문이다.

### (9) J.E. Gordon(1949)

역학은 유행병(epidemic)을 연구하는 학문이며, 의학적 생태학으로 보건학의 진단학이다.

### (10) Anderson(1962)

역학은 질병발생을 연구하는 과학이다.

### (11) Greenwood(1935)

역학은 모든 질병을 집단현상으로 연구하는 학문이다.

### (12) Susser

인간집단 내 건강상태의 결정요인과 분포를 연구하는 학문이다.

### (13) 미국역학학회

역학은 질병, 결손, 불능의 자연사에 관한 지식 또는 학문이다.

### 3 종합적인 정의

인간사회집단을 대상으로 질병의 발생, 분포 및 경향 등을 분석하여 그 원인을 밝히고, 이에 대한 예방대책을 수립하는데 있다.

#### (1) 역학의 역할[65]

- 질병의 자연사에 관한 기술적 역할
- 질병발생의 원인규명에 대한 역할
- 건강 장애인의 확인
- 질병 발생과 유행의 감시역할
- 보건사업의 기획과 평가자료 제공 역할
- 보건사업평가의 역할

## 2. 질병 발생의 인자[66]

역학의 기본인자인 숙주, 병원체, 환경 등 3요인은 질병발생의 주 요인이다.

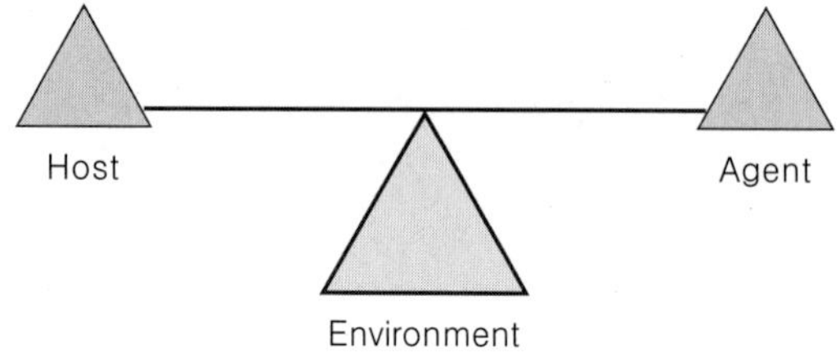


[그림 5-1] 질병 발생의 3인자[67]

65. Ibid., pp.195~196
66. 고한철 外 5인, op. cit., pp.206~207
67. 박재병, op. cit., p.6

## 1) 병인(Agent)

### 1 정의

질병이나 건강장애를 일으키는 직접적인 요인으로 병원체와 병원소가 있다.

### 2 역할

- 외계에서 생존 및 생식능력
- 숙주로의 침입 및 감염능력
- 질병을 일으키는 능력
- 전파의 난이성 등

## 2) 숙주(Host)

### 1 정의

기생물이 기생하는 생물

### 2 숙주의 특징

#### (1) 신체적인 요인

나이, 성별, 종족, 체중, 운동, 습관, 영양, 피로정도 등

(2) 심리적인 요인

성격, 행동양상, 가치관, 인생관, 성적욕구, 태도 등

(3) 유전적인 요인

유전형질, 선천적 기형, 혈액형 등

## 3) 환경(Environment)

### 1 정의

병인이나 숙주에 대해 질병발생에 영향을 미치는 요인

### 2 환경의 종류

(1) 물리적 환경

기후, 지리학, 온도, 기압, 소음, 진동 등

(2) 생활학적 환경

병원체, 병원소, 매개곤충, 자연자원 등

(3)사회적 환경

사회경제적 지위, 거주 지역, 주거환경, 직업, 정치형태, 교육수준, 종교, 보건의료체계, 보건의식수준 등

# 3. 질병의 예방

## 1) 1차 예방(Primary prevention)

건강증진 및 질병예방[68]

- 개인 또는 지역사회의 노력에 의해 질병의 발생을 막고 건강을 증진시키는 것
- 생체의 기능 장애나 질병보다는 생체의 조절기능이 변해가는 과정에 깊은 관심을 가지고, 대상기능이 완전히 파탄되기 이전에 예방조치를 취하여 건강한 사람이 병들지 않고 그들의 건강상태를 최고수준으로 향상시키도록 노력하는 것

### 1 질병 예방 사업의 접근법[69]

(1) 생의학적인 방법

- 예방접종
- 화학적 예방요법

(2) 행태적 및 심리적인 방법

- 생활리듬의 조정
- 스트레스의 해소
- 약물남용 또는 약물의존의 방지
- 음주 및 흡연 습관의 교정

(3) 식생활과 영양의 개선

(4) 기타 육체적인 활동 등

68. Ibid., p.19

69. 장창곡 外 3인, op. cit., pp.176~177

### 2 2차 예방(Secondary) : 치료

- 개인 또는 인구집단의 불건강 상태를 조기에 발견하고 즉각적이고 효과적인 대응을 할 수 있게 하는 조치이다.

### 3 3차 예방(Tertiary) : 재활

- 기능장애를 줄이고 지속적인 질병의 고통을 완화하며 환자를 적응시키는 노력
- 의학적 재활(Medical rehabilitation)과 직업적 재활(Occupational rehabilitation)

## 4. 역학조사 방법

연구는 수행되는 연구방법에 따라 관찰연구와 실험연구, 이론연구, 작전연구 등으로 나뉘며, 이중 관찰연구는 다시 기술역학과 분석역학으로 분류된다.

- 실험연구(Experiment study)
- 관찰연구(Obervational study)
  - 기술역학(Descriptive epidemiology)
  - 분석역학(Analytic epidemiology)
    - 단면 연구(Cross-sectional study)
    - 환자대조군 연구(Case-control study)
    - 추적 연구(Cohort study, 코호트 연구, Follow study)
    - 생태학적 연구(Ecological study)
- 이론연구(Theoretical study)
- 작전연구(Operational study)

# 1) 관찰연구

## ■1 기술역학[70]

### (1) 정의

인구집단을 대상으로 집단에서 발생되는 질병의 분포, 경향 등을 그 집단의 특징에 따라 기술하여 조사, 연구하는 방법

### (2) 연구대상이 되는 집단의 특징 분류

① **인적 특징** : 연령, 성별, 인종, 결혼, 교육정도, 직업, 사회경제적인 상태 등

② **지역적 특징** : 국가나 지역사회의 상태

③ **시간적 특징** : 토착성, 유행성, 추세변화, 주기변화, 계절적 변화, 불규칙한 유행 등

## ■2 분석역학[71]

관찰을 통하여 얻어진 질병발생과 질병발생의 요인 또는 속성과의 인과관계를 구명하는 방법

### (1) 단면조사(Cross-sectional study)

① **정의** : 어떤 연구 집단으로부터 표본 추출된 연구대상에 대하여 질병의 유병률을 조사하거나 질병과 관련된 위험요인을 알아내기 위한 연구 → 유병조사(Prevalence study)

70. 고성진 外 7인, op. cit., p.248

71. 천병렬(2007), 보건연구방법론, 경북대 의대 예방의학교실, pp.86 ~98

② **특징**

- 연구 방법 중 가장 기본적인 연구이다.
- 비교적 짧은 시간 내에 연구결과를 얻을 수 있다.
- 비교적 비용이 적게 들어 연구수행 용이하다.
- 새로운 가설을 제시하기가 용이하다.
- 연구 설계의 특성상 인과관계에 관한 정확한 정보를 제공하기 어렵다.
- 단순한 유병률 조사는 가능하나 위험요인들과의 관련성을 조사하는 연구에서는 적당한 표본수가 확보되어야 하는 문제점이 있다.
- 복합요인 중에서 원인 요인만을 찾아내기 어렵다.

### (2) 환자 대조군 연구(Case control study)

① **정의** : 현재 조사하려는 질병에 이환된 환자(case)와 그 질병에 이환되어 있지 않는 건강인 또는 다른 질병에 이환된 환자 중에서 선정된 대조군(control)을 대상으로 하여 연구대상 질병과 관련되었다고 생각되는 위험요인의 분포를 비교하는 연구

② **특징**

- 비용이 적게 든다.
- 연구계획과 연구수행이 용이하다.
- 연구결과를 신속하게 얻을 수 있다.
- 비전염성 질환 연구에 적절하다
- 표본수가 적어도 연구가 가능하다
- 연구대상자의 편견 개입이 쉬워 정확한 연구결과를 얻기 어렵다
- 대조군 선정에 많은 주의가 필요하다.
- 연구결과 해석시 많은 주의가 필요하다.

### (3) 코호트 연구(Cohort study, Follow-up study)

① **정의** : 질병발생요인과 관련되었다고 의심되는 어떤 연구요인에 노출된 사람과 노출되지 않은 사람들을 연구대상자로 선정하여 이들을 일정기간 동안 추적 관찰하여 관심질병의 발생률이 어느 집단이

높은지를 비교하여 그 요인과 질병발생의 관련성을 규명하는 연구

② **특징**

- 비교위험도와 귀속위험도를 직접 구할 수 있다.
- 연구요인에 노출 여부를 알 수 있으므로 인과관계를 확실하게 평가할 수 있다.
- 정보 편견의 개입이 적다
- 한 가지 위험요인과 관련된 여러 가지 질병의 연구가 용이하다
- 연구기간이 길다
- 연구비용이 많다
- 연구결과를 얻는데 시간이 오래 걸린다.
- 추적 기간 동안 연구대상자의 연구요인에 대한 노출상태나 정도가 변화할 수 있다
- 추적 도중 연구대상자가 탈락될 수 있다
- 연구대상 질병의 발생률이 너무 낮을 시는 연구가 곤란하다.

③ **종류**

㉠ 전향적 추적연구(Prospective follow-up study)

연구시작 시점에서 질병 발생 원인에 노출된 집단과 노출되지 않은 집단을 구분하고 그 때부터 일정기간동안 추적 관찰하여 대상질병의 발생률을 비교관찰하는 방법

→ 10년, 20년 추적연구를 해야 되므로 어렵다.

㉡ 후향적 추적연구(Retrospective follow-up study)

연구시작 시점에 이미 대상질병의 발생이 일어난 경우로 연구시점 이전의 기록 또는 조사에 의해서 질병발생 원인에 노출된 집단과 노출되 지 않은 집단을 구분하고 그 때부터 현재 연구시작 시점동안 추적된 대 상질병의 발생률을 비교 관찰하는 방법

→ 환자-대조군 연구의 장점과 추적연구의 장점이 결합된 것

### (4) 생태학적 연구

단면조사와 유사하나 분석단위가 집단을 대상으로 하는 연구

## 2) 실험 연구

### 1 정의

실험적 방법으로 인위적으로 조정, 조성한 조건하에서 질병발생의 원인을 규명하는 방법이다.

### 2 특징

- 연구요인을 통제할 수 있어 인과관계를 밝히는데 가장 유용하다.
- 연구요인이외의 혼란변수들에 관해 사전 조정이 가능하다.
- 임상에서 치료효과의 판정에 매우 유용하다.
- 인간 실험에 대한 윤리적인 문제를 고려해야 되는 제한점이 있다.
- 지원자를 대상으로 연구를 수행하므로 선택편견의 개입가능성이 높다.
- 연구대상자들이 연구자의 의도대로 따라 주지 않을 시는 통제하기가 불가능하다.

## 3) 이론연구[72]

### 1 정의

- 질병발생 양상에 관한 모델과 유행현상을 수리적(數理的)으로 분석한다.
- 이것을 이론적으로 유행법칙이나 현상을 수식화하고 실제로 나타난 결과와 비교해 본다.
- 그 모델의 타당성을 검정한다든가 또는 그 모델 내에서의 여러 요인들 간의 상호관계를 수리적으로 규명해 내는 연구

72. 고성진 外 7인, op. cit., p.256

### 2 특징

- 가정을 검정할 수 있다.
- 질병의 발생이나 유행양상을 파악하는데 주로 사용된다.
- 연구 모형 자체가 가정에 의존하므로 가정이 타당해야만 연구를 이용 할 수 있다.

### 3 활용 분야

- 질병의 유행 양식을 파악할 수 있다.
- 질병의 유행 양식을 예측할 수 있다.
- 질병의 유행 기전의 특징을 파악할 수 있다.

## 4) 작전연구[73]

### 1 정의

- 보건서비스를 포함하는 지역사회 서비스의 운영에 관한 계통적 연구를 통해 서비스를 어떻게 향상시킬 수 있는 가를 목적으로 한다.
- 보건사업의 효과에 대한 평가방법론을 의미 → Orman이 처음 소개

### 2 특징

- 서비스 영역에서 원인을 제거함으로써 인과관계의 예방효과를 측정
- 실용적 활용 연구로 증명이 가능하다.

73. 문성기 外 12인, op. cit., p.146

• 여러 가지 요인의 복합적 작용으로 구별이 어렵다.

## 3 활용 분야[74]

• 질병의 예방 효과를 측정하고자 할 때
• 실용성을 테스트하고자 할 때
• 비용의 효율성을 평가하고자 할 때

74. 김기훈 外 11인, op. cit., p.60

Chapter

# VI 전염병

(Communicable disease)

## 1. 전염병 발생

### 1) 정의

병원체가 여러 사람을 통해 전파되는 질환으로 한 환자가 새로운 환자를 만들 수 있는 질병을 의미함

### 2) 생성과정

전염병은 다음의 6개 요소가 연쇄적으로 작용 시 발생하게 되는 것이다.

- 병인
  - ① 병원체 : 동물, 식물, 미생물 등
  - ② 병원소 : 인간, 동물, 토양 등
- 환경
  - ③ 병원소로부터 병원체의 탈출(병원체가 나갈 수 있는 길)
    : 호흡기계통, 소화기계통, 비뇨기관, 개방병소, 기계적 탈출 등
  - ④ 전파 : 직접전파, 간접전파, 공기전파, 절지동물전파 등
  - ⑤ 새로운 숙주의 침입
- 숙주
  - ⑥ 숙주의 감수성(저항력)과 면역 : 선천면역, 후천면역(능동면역과 수동면역)

## 1 병원체(Causative agent)

### (1) 병원체의 종류

병의 원인이 되는 미생물로 다음의 종류가 있다.

① **세균(Bacteria)** : 적절한 온도와 습도의 환경 조건하에서는 급속하게 증식하며, 구균, 나선균, 막대균 등이 있다.

예 폐렴, 장티프스, 콜레라, 결핵, 디프테리아, 백일해, 나병, 이질, 세균성식중독, 성홍열 등

② **바이러스(Virus)** : 크기가 작아 전자현미경으로만 볼 수 있고 세포내에 기생한다.

예 홍역, 풍진, 폴리오(polio), 유행성간염, 일본뇌염, 광견병, 수두, 천연두, 황열, 유행성출혈열, 유행성이하선염, AIDS 등

③ **리켓차(Rickettsia)** : 크기는 박테리아와 바이러스의 중간이나 세포내에 기생하는 점은 바이러스와 비슷하며, 이, 진드기, 벼룩 등에 기생하며 사람이나 동물에 전파되고 있다.

예 발진티프스, 발진열, 쯔쯔가무시, 참호열, Q열 등

④ **기생충(Parasite)** : 동물성 시생체로 단세포와 다세포가 있다.

예 말레리아, 아메바성 이질, 회충, 십이지장충, 사상충, 유구조충, 무구조충, 간디스토마, 폐디스토마 등

⑤ **진균 또는 사상균(Fungus)** : 엽록소가 없는 하등 미생물

예 무좀 및 각종 피부질환 균

⑥ **원충류(Protozoa)** : 단세포 동물로 말라리아, 아메바성 이질, 아프리카 수면 병 등의 병원체

⑦ **스피로헤타(Spirochaeta)** : 세균류와 원충류의 중간에 위치한 미생물로서 미생물 자체로 발견된 것 중 역사가

가장 오래 되었다.

예 매독, 와일즈병, 재귀열 등[75]

⑧ **절지동물(Insects)** : 주로 다른 세균의 매개체 역할을 한다.

예 이, 진드기, 벼룩, 빈대 등

### (2) 병원체의 성질[76]

병원체의 성질에는 병원성(Pathogenicity), 독력(Virulence), 감염력(Infectivity), 면역성(Immunogenicity), 저항성(Resistance) 등이 있다.

① **병원성** : 병원체가 숙주에게 발병시키는 능력
② **독력** : 숙주에 침입한 병원체의 증식에 의하여 숙주의 생활기능에 미치는 장애의 정도를 의미
③ **감염력** : 병원체가 숙주에 침입해서 알맞은 기관에 자리 잡고 증식하는 능력
④ **면역성** : 병원체가 숙주에 면역력을 주는 성질
⑤ **저항성** : 각종 약제에 저항하는 병원체의 저항력

## 2 병원소(Reservoir of infection)

병원체가 생활하고 증식하며 생존을 계속해서 다른 숙주에게 전파 될 수 있는 상태로 저장되는 장소를 말하며, 인간 병원소, 동물 병원소, 토양 등이 있다.

### (1) 인간 병원소

① **환자** : 병원체에 감염되어 뚜렷한 임상 증상을 나타내는 사람

---

75. 이인모, op. cit., p.214
76. 장창곡 外 3인, op. cit., p.181

② **증상 감염자** : 임상증상이 미약하여 간과되기 쉬운 환자이나 전염원으로서 중요성을 갖고 있는 사람

예 장티푸스. 세균성 이질, 콜레라, 성홍열 등

③ **균자** : 어떤 종의 전염병 병원체를 체내에 보유하고 있으면서 외견상 또는 자각적으로 아무런 증상을 나타내지는 않으나 그 전염병의 감염원이 될 가능성을 갖고 있는 사람

㉠ 잠복기보균자 : 전염병의 증세가 나타나기전 잠복기간 중에 전염성을 가지고 있어 병원체를 배출하는 감염자

예 디프테리아, 홍역, 백일해 등

㉡ 회복기보균자(병후보균자) : 전염병의 증상이 완전히 없어진 뒤에도 체내의 일부에 병원체가 잔류하여 보균자가 되는 환자

예 장티푸스, 파라티푸스, 이질 등

㉢ 건강보균자 : 감염되어도 증상이 나타나지 않는 불현성감염에 의한 보균자로 병원균을 전파시킬 수 있어 공중보건상 문제가 되고 있다.

예 연쇄구균, 폐렴균, 디프테리아, 매독스피로히타, 일본뇌염, 매독 등

**※ 보균자를 기간에 따라 분류**

- 일과성 보균자
- 장기 보균자

### (2) 동물 병원소

① **정의** : 동물이 감염된 질병 중에서 2차적으로 인간에게 전염되어 질병을 일으킬 수 있는 것을 말한다.

② **종류** : 동물병원소의 종류는 다음과 같다.

㉠ 광견병(Rabies) : 개, 이리, 여우, 고양이, 박쥐, 기타 온혈동물

㉡ 일본뇌염(Japanese encephalitis) : 돼지, 조류, 뱀 등

㉢ 황열(Yellow fever) : 원숭이

㉣ 발진열(Murine typhus) : 쥐
㉤ 양충병(Scrub typhus) : 쥐, 기타 설치류 등
㉥ 큐열(Q fever) : 소, 양 등
㉦ 선 페스트(Bubonic plague) : 쥐, 기타 설치류 등
㉧ 탄저(Anthrax) : 소, 말, 양, 돼지, 기타 초식동물, 개, 고양이, 조류 등
㉨ Brucellosis : 소, 돼지, 양, 말, 사슴, 쥐, 개, 닭, 물소, 토끼 등
㉩ Botulism : 소, 말, 양, 오리, 밍크, 기타 포유동물, 조류 등
㉪ 우형 결핵(Bovine tuberculosis) : 소, 돼지, 양, 말, 낙타, 고양이, 원숭이 등
㉫ 살모넬라증(Salmonellosis) : 쥐, 소, 양, 말, 돼지, 개, 고양이, 원숭이, 닭, 칠면조, 오리, 꿩, 비둘기, 거위, 기타설치류, 파충류 등
㉬ 야토병(Tularemia) : 토끼, 산토끼, 설치류 등
㉭ 렙토스피라증(Leptospirosis) : 쥐, 돼지, 개, 소, 설치류 등
㉮ 톡소플라스마증(Toxoplaemosis) : 개, 고양이, 쥐, 토끼 등
㉯ 일본주혈흡충증(Schistosomiasis japonicum) : 개, 고양이, 쥐, 소, 물소, 돼지, 말, 양, 사슴, 두더지 등

③ **토양 :** 무생물이지만 사람이 접촉 시 병원균을 옮길 수 있음
예 진균류, 파상풍균, 혐기성균 등

## 3 병원소로부터 병원체의 탈출

병원소에서 병원체가 탈출해야 병이 전파될 수 있는데, 병원체가 성장하는 숙주의 장소에 따라 차이가 있다.

### (1) 탈출 경로에 따른 분류

① **호흡기계통** : 대화, 기침, 재채기 등을 통해 공기에 의해 전파

예 폐결핵, 폐염, 백일해, 수두, 천연두, 홍역 등

② **소화기계통** : 분변, 토사물 등 소화기를 통한 배출

예 이질, 콜레라, 장티푸스, 파라티푸스, 소아마비, 간디스토마 등

③ **비뇨기계통** : 소변이나 직접 접촉에 의해 배출

예 임질, 매독 등

④ **개방병소** : 눈, 귀, 피부 등의 병변 부위에서 직접탈출

예 한센병 등

⑤ **기계적 탈출** : 모기나 벼룩의 피부흡혈이나 주사기 등을 통하여 탈출

예 발진티푸스, 발진열, 간염, AIDS, 말라리아 등

## 4 전파

병원소에서 탈출된 병원체가 여러 가지 전파 경로를 통해 신숙주에 도달하는 것이며, 직접전파와 간접전파가 있다.

### (1) 직접전파

병원체가 중간매체 없이 바로 병원소에서 새로운 숙주에 전파

- 육체적 접촉에 의한 전파
- 호흡기에서 나온 비말에 의한 전파
- 피부접촉에 의한 전파

예 성병, 감기, 홍역, 결핵, 파상풍, 탄저사상균증, 구충증 등

### (2) 간접전파

병원체가 어떤 매개체를 통해 전파되는 경우로 매개체에 따라 다음과 같이 분류된다.

① **활성매개체** : 매개 역할을 하는 살아 있는 동물들
㉠ 모기 : 말라리아, 일본뇌염, 사상충병, 황열, 댕기열 등
㉡ 쥐벼룩 : 선페스트, 발진열 등
㉢ 이 : 발진티푸스, 재귀열 등
㉣ 집파리 : 소아마비, 장티푸스, 이질, 살모넬라증, 원충성, 유충성 등
㉤ 진드기 : 양충병, 재귀열, 유행성출혈열, 록키산 홍반열 등
㉥ 체체파리 : 수면병

② **비활성매개체** : 병원체를 매개하는 모든 무생물들
㉠ 무생물체 : 물, 우유, 식품, 공기, 토양 등
㉡ 개달물(介達物, Fomite) : 의복, 책, 침구, 완구, 침구류, 세면구, 침, 주사기 등

### (3) 공기전파

재채기, 기침, 대화 등을 통해 공기 중에 전염원이 부유하다가 흡입됨으로써 감염되는 경우이며, 비말전파라고도 한다.

### (4) 절지동물 전파

**① 기계적 전파(Mechanial transmission)**
매개곤충의 체표나 다리에 부착되어 있는 병원체가 그대로 옮겨지는 경우

㉠ 생물학적 전파(Biological transmission)[77]
ⓐ 증식형 전파(Propagative transmission)
매개곤충내에서 병원체가 수적 증식한 후 전파하는 것
예 페스트(쥐벼룩), 뎅기열, 황열(모기), 발진티프스(이) 등
ⓑ 발육형 전파(Cyclico-develomental transmission)
매개곤충내에서 수적증식은 없지만 생활사의 일부를 지내면서 발육하여 전파하는 것
예 사상충증(모기), Loaloa(흡혈성등에) 등

77. 장창곡 外 3인, op. cit., p.184

ⓒ 발육 · 증식형 전파(Cyclico-Propagative transmission)

매개 곤충 내에서 병원체가 생활사의 일부를 거치면서 발육과 수직 증식을 하여 전파되는 형태

예 말라리아(모기), 수면병(체체파리) 등

ⓓ 배설형 전파(Fecal transmission)

병원체가 매개 곤충 내에서 증식한 후 장관을 거쳐 배설물로 배출된 것이 피부의 상처부위나 호흡기계 등으로 전파되는 형태

예 발진티푸스(이), 발진열, 페스트(벼룩) 등

ⓔ 경란형 전파(Transovarian transmission)

곤충의 난자를 통해 다음 세대까지 전달되어 전파되는 형태

예 록키산홍반열, 재귀열(진드기) 등

## 5 병원체의 신숙주 내 침임

병원체가 새로운 숙주에 침입하는 것으로 앞에서 다룬 탈출 경로와 유사하다.

## 6 숙주의 감수성과 면역

- 병원체가 숙주 내에 침입하였을 때 숙주의 감수성 상태 여부에 따라 감염 또는 발병하게 된다.
- 감수성은 침입한 병원체에 대항하여 감염 또는 발병을 막을 수 있는 능력에 미치지 못하는 방어력 상태이다.
- 면역은 병원체가 숙주 체내에 침입했을 때 충분한 방어 작용인 저항력을 갖는 상태이다.

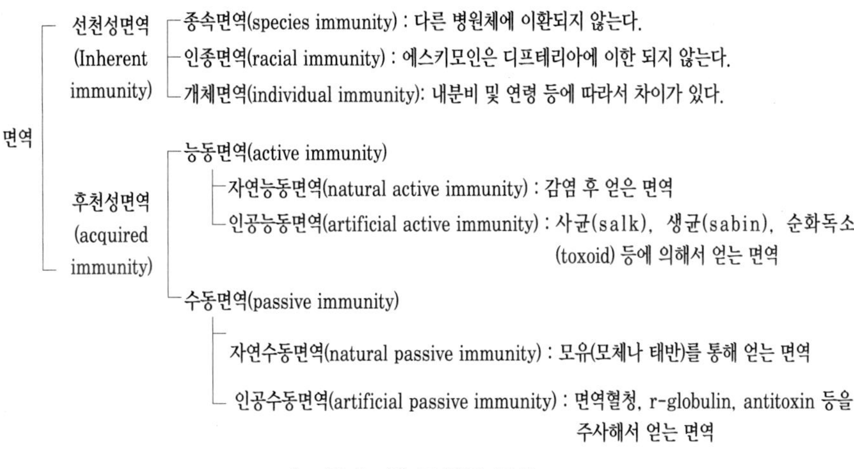


**[그림 6-1] 면역의 분류**

# 2. 법정 전염병

## 1) 법정전염병

### 1 정의

병의 예방, 전염방지, 치료를 위하여 국가가 법령으로 지정한 전염병

### 2 개요

- 1954. 2. 2.법률 제 308호로 법정전염병 제정
- 2004. 1. 29. 제14차 개정-법률 제7148호
- 현재 법정전염병은 제1군, 제2군, 제3군, 제4군 및 지정전염병으로 구분되어 있다.

- 의사 또는 한의사는 제1군, 제2군, 제4군 및 제3군의 탄저 등의 경우 즉시 신고한다.
- 제3군(탄저 제외) 및 지정전염병의 경우에는 7일 이내에 보건소장에게 신고한다.

## 3 법정전염병의 종류

**[표 6-1] 법정 전염병의 종류**

| 구분 | 제1군 | 제2군 | 제3군 | 제4군 | 지정 |
|---|---|---|---|---|---|
| 특성 | 발생즉시환자격리 필요(6종) | 예방접종 대상(9종) | 모니터링 및 예방홍보 중점(18종) | 방역대책 긴급수립(15종) | 유행여부 조사 · 감시(9종) |
| 질환 | ·콜레라<br>·페스트<br>·장티푸스<br>·파라티푸스<br>·세균성이질<br>·장출혈성 대장균 감염증(0157) | ·디프테리아<br>·백일해<br>·파상풍<br>·홍역<br>·유행성이하선염<br>·풍진<br>·폴리오<br>·B형간염<br>·일본뇌염 | ·말라리아<br>·결핵<br>·한센병<br>·성병<br>·성홍열<br>·수막구균성수막염<br>·레지오넬라증<br>·비브리오패혈증<br>·발진티푸스<br>·발진열<br>·쯔쯔가무시증<br>·렙토스피라증<br>·브루셀라증<br>·탄저<br>·공수병<br>·신증후군출혈열<br>·인플루엔자<br>·후천성면역결핍증(AIDS) | ·황열<br>·뎅기열<br>·마버그열<br>·에볼라열<br>·라싸열<br>·리슈마니아증<br>·바베시아증<br>·아프리카수면병<br>·크립토스포리디움증<br>·주혈흡충증<br>·요우스<br>·핀타<br>·두창<br>·보툴리누스중독증<br>·신종전염병증후군(급성출혈열, 급성호흡기증상, 급성 황달, 급성신경증상 등) | ·A형간염<br>·C형간염<br>·반코마이신 내성 황색포도상구균(VRSA)감염증<br>·샤가스병<br>·광동주혈선충증<br>·유극악구충증<br>·포충증<br>·크로이츠펠트-야콥병 |

### 4 각 법정전염병의 특징

#### (1) 제1군전염병

전염속도가 빠르고 국민건강에 미치는 위해 정도가 커서 발생 또는 유행 즉시 방역 대책 · 수립 필요하다.

#### (2) 제2군전염병

예방접종을 통하여 예방 또는 관리가 가능하여 국가예방 접종사업의 대상이다.

#### (3) 제3군전염병

간헐적으로 유행할 가능성이 있어 지속적으로 그 발생한 신종 전염병증후군, 재출현전염병 또는 국내 유입이 우려되는 해외전염병으로서 방역대책의 긴급을 요하는 전염병

## 2) 정기 예방접종

### 1 정기예방접종(전염병예방법 11조)

"시장 · 군수 · 구청장은 다음 각호의 질병에 관하여 정기 예방접종을 실시하여야 한다." 로 규정한다.

### 2 임시예방접종(전염병예방법 11조)

전염병 예방상 필요하다고 보건복지부장관이 인정할 때 시행한다.

## 3 예방접종 상황(대한소아과학회)

[표 6-2] 대한소아과학회 예방 접종표

| 구분 | 연령 | 백 신 종 류 |
|---|---|---|
| 기본접종 | 0~1주 | B형간염 |
| | 0~4주 | 비씨지 |
| | 1 개 월 | B형간염 |
| | 2 개 월 | 경구용 소아마비, 디피티, B형간염* |
| | 4 개 월 | 경구용 소아마비, 디피티, |
| | 6 개 월 | 경구용 소아마비, 디피티, B형간염** |
| | 12 개 월 | 수두 |
| | 13 개 월 | 일본뇌염 |
| | 15 개 월 | 홍역, 볼거리, 풍진(12~15개월) |
| 추가접종 | 18개월 | 디피티 |
| | 4~6세 | 경구용 소아마비, 디피티(DPT), 홍역, 볼거리, 풍진(MMR) |
| | 5 세 | B형간염 |
| | 14~16세 | 티디(성인용) 만 11세 이후 |
| | 3년 마다 | 일본뇌염(만6세, 12세) |
| | 매 10년 | 티디(성인용) |

자료:대한소아과학회

- 홍역예방 주사전에 투베르크린 반응실시
- 간염 기본 예방접종은 제품에 따라 생후 0, 1, 2개월*, 0, 1, 6개월** 에 접종

**※ 선택접종**

- 뇌수막염, 폐구균(2, 4, 6, 12개월 이후)
- 독감(6개월후 접종가능, 매년 9월~11월)
- A형간염(12개월 이후 1차, 1차후 6~12개월사이 2차)
- DPT 디프테리아, 백일해, 파상풍

[표 6-3] 법정전염병 발생 현황(2006년도)

| 질병명(1군) | 인원수 | 질병명(2군) | 인원수 |
|---|---|---|---|
| 콜레라 | 5 | 디프테리아 | 0 |
| 페스트 | 0 | 백일해 | 17 |
| 장티푸스 | 200 | 파상풍 | 10 |
| 파라티푸스 | 50 | 홍 역 | 28 |
| 세균성이질 | 389 | 유행성 이하선염 | 2089 |
| 장출혈성대 장균감염증 | 37 | 풍 진 | 18 |
| | | 폴리오 | 0 |
| | | 일본뇌염 | 0 |
| | | 수 두 | 11027 |
| **질병명(3군)** | **인원수** | **질병명(4군)** | **인원수** |
| 말라리아 | 2051 | 황 열 | 0 |
| 결 핵 | 0 | 뎅기열 | 35 |
| 한센병 | 0 | 마버그열 | 0 |
| 성홍열 | 108 | 에볼라열 | 0 |
| 수막구균성 수막염 | 11 | 라싸열 | 0 |
| 레지오 넬라증 | 20 | 리슈마니아증 | 0 |
| 비브리오 패혈증 | 88 | 바베시아증 | 0 |
| 발진티푸수 | 0 | 아프리카 수면병 | 0 |
| 발진열 | 73 | 크립토스포 리디움증 | 0 |
| 쯔쯔가무시증 | 6480 | 주혈흡충증 | 0 |
| 렙토스피라증 | 119 | 요우스 | 0 |
| 브루셀라증 | 215 | 핀 타 | 0 |
| 탄 저 | 0 | 두 창 | 0 |
| 공수병 | 0 | 보툴리늄 독소증 | 1 |
| 신증후군 출혈열 | 422 | | |

자료 : 통계청

# 3. 법정 전염병의 특징과 관리 대책[78]

## 1) 제1군 전염병

### 1 콜레라(Cholera)

① **병원체** : Vibrio cholera 로 경구감염

② **역사**
- 인도 갠지스 강 하부 벵골지역의 풍토병적 성격을 띤 전염병
- 19C에 처음 발견, 20C초까지 세계적인 국제전염병
- 균은 아시아형 콜레라균과 엘토르형 2가지

③ **전염원** : 환자의 대변 및 토사물에 의한 오염수, 오염음식물, 오염식기 등

④ **잠복기** : 일반적으로 1~2일 정도이며, 최장 5일 정도이다.

⑤ **증상**
- 대표적인 증상은 콜레라균이 생성하는 콜레라 독소에 의해 일어나는 설사 증상
- 중증인 경우는 갑자기 설사와 구토가 시작되어 쇼크상태에 빠진다.
- 변은 쌀뜨물 모양이 되며 약간 점액이 섞이고 특유의 비린내가 난다.
- 팔 · 다리의 근육이 통증과 함께 경련을 일으키며 입안이 마르고 목소리가 쉬게 된다.

⑥ **치료**
- 빠져나간 수분과 전해질을 보충해준다.
- 젖산소다가 첨가된 링거액 투여와 항생물질인 테트라시클린을 병행함

⑦ **예방대책**
- 콜레라균에 오염된 음식물의 섭취주의

78. 본 자료는 네이버와 야후의 사전에서 내용을 요약 정리한 것이다.

• 오염지대에서는 생수나 날 음식을 피하고 가열처리(60℃에서 30분정도)한 음식물 섭취

## 2 페스트(흑사병, Pest, Plague)

① **병원체** : 페스트균(Yersinia pestis)의 감염으로 일어나는 급성전염병

② **역사**
- 14C에 중앙아시아로부터 유럽 전역을 휩쓴 대유행병
- 당시 2500만명(유럽 전인구의 1/4)이 피부색이 흑색으로 변하며 사망 → 흑사병(黑死病)

③ **전염원**
- 쥐와 같은 설치류(齧齒類)가 옮기는 유행병
- 벼룩, 빈대, 이 등의 곤충을 매개로 사람에게 감염
- 침의 비말전염에 의하여 페스트균을 흡입하여 발병

④ **잠복기** : 페페스트는 2~3일, 선(先)페스트는 6~10일 정도

⑤ **증상**
- 림프절종, 페스트패혈증, 폐렴 등의 증상이 나타난다.
- 피부나 점막으로 침입한 페스트균이 림프절에서 증식 → 1차 선종(先腫)형성 → 림프절로 전염되어 2차 선종을 형성

⑥ **치료** : 스트렙토마이신 · 테트라사이클린 등의 항생물질에 의한 화학요법

⑦ **예방대책**
- 쥐 및 벼룩을 철저하게 구제하는 것이 효과적
- 예방접종도 중요

## 3 장티푸스(Typhoid Fever)

① **병원체** : 장티푸스균의 급성열성전신성감염증

② **역사**

- 환경위생이 불량한 지역에서 하절기에 집중적으로 발병
- 1946년경까지는 연간 수 만 명 발병, 특히 20~40세의 이환율이 높다.

③ **전염원** : 환자나 보균자의 분변 중에 배설되며, 음식물에 섞여 들어가거나 손가락에 부착되어 경구 감염된다.

④ **잠복기** : 1~2주간의 잠복기

⑤ **증상**

- 첫 증상은 머리가 무겁고 식욕이 떨어지며 요통, 사지관절통, 오한, 발열 등의 증상
- 열은 40℃로 고열 속에 설사는 드물고 변비증세
- 비장, 간 등이 부어서 약간 커지며, 맥박은 서맥이 특징
- 가슴 · 배 등에 발진 증상과 함께 설태가 끼며 식욕을 잃고 쇠약해진다.
- 합병증을 동반할 경우 장출혈이 생길 수 있다.

⑥ **치료** : 특효약인 클로람페니콜(CP) 사용

⑦ **예방대책** : 환자가 있던 장소, 사용한 변소, 의류, 물품 등을 완전히 소독하기

## 4 파라티푸스(Paratyphus)

① **병원체** : 파라티푸스균에 의한 소화기계의 급성전염병

② **특징**

- 파라티푸스균의 종류에 따라 A, B, C, K 의 4종류로 나뉜다.
- 우리나라에서는 A나 B형이고 C형은 유럽과 미국에서 주로 나타나고,

K형은 드물다.

- A형은 장티푸스와 유사하게 고열과 전신쇠약을 동반한다.
- 기타 일반적인 관리는 장티푸스와 동일하다.

## 5 장출혈성 대장균 감염증

① **병원체** : 장출혈성대장균

② **역사**

- 오염된 쇠고기 식용 시 원인으로 1982년 미국에서 처음 보고된 설사 질환
- 대표적 원인균은 O157:H7, O17:H18, O26:H11 등

③ **전염원** : 식품에 의한 축산물, 사람 간 전파, 물 등의 환경

④ **잠복기** : 2~8일 정도

⑤ **증상** : 급성혈성설사, 경련성 복통

⑥ **치료** : 환자격리, 설사로 인한 탈수 관리 필요

⑦ 예방대책

- 예방접종은 없다.
- 위험식품에 대한 감지
- 육류 익혀 먹기
- 손을 청결하게 관리

## 6 세균성 이질(Bacillary Dysentery)

① **병원체** : 이질균(Shigella 속)
② **역사** : 오래전부터 세계적으로 발생되며, 온대지역이나 열대지역에서

토착질환으로 위생상태가 불량한 곳에서 집단적으로 발병되고 있다.

③ **전염원** : 환자나 보균자의 분변 속에 배출되어 이것이 손에 묻거나, 파리, 바퀴 등에 매개되어 음식물이나 물에 의한 경구 감염

④ **잠복기** : 일반적으로 2~7일 정도의 잠복기를 갖는다.

⑤ **증상**
- 초기 증상은 구역질 또는 구토가 여러 번 나타난다.
- 38~39℃의 발열과 하복부의 통증, 설사 등을 동반한다.
- 중증일 경우 설사가 30회 이상 정도로 심하다.
- 설사의 특징은 황갈색의 설사 변을 보다가 점액, 혈액, 농 등이 섞이는 경우도 있다.

⑥ **치료** : 화학요법 사용

⑦ 예방대책
- 환자를 격리 입원시켜 치료 한다.
- 환자가 있던 곳이나 화장실, 사용했던 의료 · 물품 등을 소독한다.
- 가족감염률이 높으므로 변 검사를 통한 예방이 필요하다.
- 면역이 생기지 않으므로 주의가 필요하다.

## 2) 제2군 전염병

### 1 디프테리아(Diphtheria)

① **병원체** : 디프테리아

② **전염원** : 환자나 보균자의 콧물, 인후분비물, 기침 등에 의해 발생되는

비말을 통해 전파

③ **잠복기** : 균의 잠복기는 2~5일 정도이다.

④ **증상**

- 초기에는 두통, 발열, 나른함 등이 나타난다.
- 또한 인두통과 목 안에 있는 구개편도, 인두점막의 종창을 동반한다.
- 40℃ 이상의 고열을 동반하기도 한다.

⑤ **치료** : 디프테리아 외독소가 신경이나 심근에 침범하기 전에 조기 치료가 필요하다.

⑥ **예방대책**

- 법률에 따라 정기적인 예방접종 필요
- 환자가 발생된 경우에는 격리와 소독 필요

## 2 백일해(Whooping cough, 역해, 백일기침, 백날기침)

① **병원체** : 백일해균

② **전염원** : 환자의 기침 등에서 비말감염

③ **잠복기** : 잠복기는 7~14일 정도

④ **증상**

- 처음 1~2주 동안은 기침 증세
- 경과되면 4~6주 동안 기침이 매우 심해져 경련성 기침발작 증세
- 회복기가 되면 기침증세가 가볍게 된다.
- 완쾌 시까지 100일이 걸린다고 하여 백일해라 명명

⑤ **치료** : 세균사멸과 기침을 진정시키는 진해제, 진정제 등을 처방한다.

⑥ **예방대책**

- 백일해 백신을 예방 접종한다.
- 제1기는 생후 3~48개월에 1개월 간격으로 3회 접종
- 제2기는 1기 완료 후 12-18개월에 1회 접종한다.

## 3 파상풍(Tetanus)

① **병원체** : 파상풍균이 생산하는 신경독에 의한 중독성 감염증

② **전염원** : 외상부에 오염된 흙이나 먼지 접촉으로 파상풍균 증식

③ **잠복기** : 약 10~14일 정도로 발육조건에 따라 다르다.

④ **증상**

- 전신이 나른하고, 불면증, 개구 장애가 일어남
- 호흡근, 후두근의 과도한 긴장으로 인한 호흡곤란과 경련에 의한 심장 쇠약으로 사망할 수 있음

⑤ **치료**

- 항불안제를 투여하여 환자 안정시키기
- 조기에 파상풍 항독소제제를 주사하여 독소 중화시키기

⑥ **예방대책**

- 치료가 어려우므로 예방 접종 필요
- 상처를 입은 경우에는 외상부위를 신속히 외과처치 필요

## 4 홍역(Measles, 마진, 홍진)

① **병원체** : 홍역 바이러스균

② **전염원** : 환자의 기침, 재채기, 대화 등에 의해 직접감염
③ **잠복기** : 감염 후 잠복기는 11일 전후 정도이다.

④ **증상**
- 증상은 전구기, 발전기, 회복기로 구분
- 전구기
  - 초기에는 38℃의 발열과 기침, 눈 꼽 등이 보인다.
  - 2~3일 경과 후 구강점막에 좁쌀알 만한 수포가 생긴다.
- 발진기
  - 4일 후 부터 얼굴과 가슴 등에 발진이 나타나 온몸으로 퍼진다.
  - 38~39℃의 고열과 함께 발진, 기침, 눈 충혈 등이 매우 심하다.
- 회복기 : 서서히 열이 내리고 발진도 거의 사라진다.

⑤ **치료** : 특효약은 없으며, 얼음베개, 쾌적한 실내온도 속에 안정을 취한다.

⑥ 예방대책
- 생후 18~36개월 사이에 예방접종을 실시한다.
- 한번 걸리고 나면 평생면역이 된다.

## 5 유행선 이하선염

① **병원체** : 바이러스

② **전염원** : 직접접촉 또는 비말

③ **잠복기** : 2~3주

④ **증상**
- 전구증상 : 발열, 두통, 근육통, 식욕부진, 구토 등
- 주 증상 : 침샘의 부종으로 동통과 압통

⑤ **치료** : 특이치료법이 없다.

⑥ **예방대책** : MMR 백신의 접종, 평생면역이 생긴다.

## 6 풍진(Rubella)

① **병원체** : 바이러스

② **역사** : 1941년 임신초기에 풍진에 걸릴 경우, 태아는 선천성 심질환, 백내장, 난청 등의 선천이상을 가진 선천성 풍진증후군이 있다.

③ **전염원** : 비말감염

④ **잠복기** : 2~3주

⑤ **증상**
- 발열 속에 작은 반상의 발진이 전신에 나타난다.
- 미열 속에 기침이나 눈 꼽 등의 증세도 미약하다.

⑥ **치료** : 항바이러스제가 없으므로 안정을 취한다.

⑦ **예방대책**
- 풍진 바이러스의 생백신 예방주사 → 13~15세 여아들에게 예방접종 실시
- 한번 걸리면 평생 면역이 생김

## 7 폴리오(Polio, Poliomyelitis, 급성회백수염 소아마비)

① **병원체** : 폴리오바이러스에 의한 급성전염병

② **역사**

- 팔다리의 영구적 마비를 일으키는 질환으로 기원전부터 알려져 고대 이집트 유적에서도 보인다.
- 19C 후반부터 20C에 걸쳐 세계적으로 유행되었으나 백신 개발로 발병률이 크게 감소하고 있다.
- 1950년 무렵부터 A.B.세이빈과 J.E.소크 등에 의해 개발된 백신 사용으로 1980년대부터 거의 사라지고 있다.

③ **전염원**

- 폴리오바이러스는 피코바이러스에 속하는 구형 RNA바이러스
- 혈청학적으로 Ⅰ형(보른힐데형), Ⅱ형(런싱형), Ⅲ형(레온형)등 3가지로 분류한다.
- Ⅰ형이 가장 많이 유행되며 주로 경구 감염된다.

④ **잠복기**

- 경구 감염되면 소장에서 증식하여 1주일 후 혈액 속으로 침투한다.
- 12~14일째 중추신경 침입한다.

⑤ **증상** : 주로 척수의 운동신경 세포를 파괴하여 회복 할 수 없는 마비를 일으킨다.

⑥ **치료**

- 전염병동에 수용 치료한다.
- 고열이 나는 급성기에는 마비진행을 억제하기위해 진통제, 진정제를 투여한다.
- 회복기에는 마비 진행을 막기 위해 마사지, 전기요법, 수치요법, 운동요법 등을 시행하여 기능회복에 노력한다.

## 8 B형 간염(Hepatitis B)

① **병원체** : B형 간염 바이러스

② **전염원** : 혈액이나 정액에 의해 감염된다.

③ **잠복기** : 감염된 이후 25~180일 정도의 잠복기를 거친다.

④ **증상**

- 전구증상기 : 피로감이 심하고, 식욕이 떨어지고, 감기 증세를 보이게 된다.
- 황달기 : 간세포의 파괴로 쓸개즙이 배출되지 못하여 황달증상이 1주일 정도 나타난다.
- 회복기 : 황달이 사라지고 식욕이 나며 증세가 호전된다.

⑤ **치료**

- 기본적으로 안정과 식이요법에 약물요법이 추가된다.
- 식사는 고칼로리, 고단백질, 고비타민 권장

⑥ **예방대책** : 일반적으로 신생아나 항원 항체가 없는 사람에게 예방백신을 접종 한다.

## 9 일본뇌염(Japanese encephalitis)

① **병원체** : 일본뇌염 바이러스

② **전염원** : 병원바이러스를 지닌 모기(빨간집)에게 물림으로써 감염

③ **잠복기** : 4~14일 정도

④ **증상**

- 초기에는 두통, 발열, 구토 및 설사 등 소화기 증상이 나타난다.
- 병이 진행되면 의식장애, 고열, 혼수, 마비를 일으키고 사망할 수도 있다.
- 치사율은 5~10% 정도

⑤ **치료**

- 특수치료법은 없으며, 예방접종 백신으로 예방가능하다.
- 우리나라 유행 시기는 여름으로 8월 하순부터 9월 중순까지 집중적으로 발생하므로 주의한다.

⑥ **예방대책** : 예방접종 실시

- 기본접종
  - 생후 12~24개월에 2회
  - 2차 접종 1년뒤 1회
- 추가접종 : 만6세와 12세 때 각각 추가접종 실시

## 3) 제3군 전염병

### 1 말라리아(Malaria)

① **병원체** : 학질모기가 매개하는 말라리아 병원충

② **전염원** : 얼룩날개 모기류에 속하는 암컷 모기에 의한 것으로 전염성 일병, 3일열, 4일열, 열대열, 난형 말라리아병원충의 단독 또는 혼합 감염에 의해 발생한다.

③ **잠복기** : 말라리아 병원충의 종류에 따라 다르나 보통 1~3주간 이다.

④ **증상**

- 초기에는 두통, 오심, 식욕부진, 근육통, 관절통, 전신권태증 등의 증상
- 3일열, 4일열, 난형 말라리아는 오한전율로 발병하고, 열대열 말라리아는 냉감으로 발병
- 발열발작을 반복하면 적혈구가 차츰 파괴되어 빈혈과 비종을 초래

⑤ **치료** : 예로부터 키니네가 사용

⑥ **예방대책**

- 매개하는 학질모기를 없애고, 모기에 물리지 않게 조심
- 감염된 환자는 완전치유가 중요
- 유행지에 여행할 때는 화학적 처방을 하는 방법도 중요

## 2 결핵 (Tuberculosis)

① **병원체** : 결핵균이 발견된 이래 인류 역사상 가장 많이 감염된 질환

② **역사**

- BC 7000년경인 석기시대의 화석에서 그 흔적을 발견할 수 있다.
- 로버트 코흐(Robert koch, 독일)가 1882년 결핵균 발견하여 발표로 세상에 알려졌다.

③ **전염원** : 환자로부터 나온 결핵균을 흡기와 함께 들여 마심으로써 감염

④ **잠복기** : 감염 후 50%정도는 1~2년 안에 발병하고, 나머지 50%는 일생 중 면역력이 감소하는 때에 발병

⑤ **증상**

- 발병 시초에는 자각증상이 거의 없다.
- 병변의 진행으로 피로감, 식욕부진, 미열, 도한(盜汗 : 잠잘 때 나는 식은 땀), 체중감소, 기침, 가래 등의 증상이 나타난다.
- 악화 시 혈담, 객혈, 흉통 등의 증상

⑥ **치료** : 오늘날 결핵의 화학요법이 발달하여 단기간의 약물치료로 치료가 가능 하며, 배균이 끝난 뒤에도 6개월 동안은 계속 약물요법 필요

⑦ **예방대책** : BCG 접종에 의한 인공면역법 이용

## 3 한센병 (Leprosy, 나병)

① **병원체** : 나균(한센균)에 의한 만성감염증

② **역사** : 6C에 처음 발견된 병으로, 1871년 노르웨이의 G.H.A 한센이 나환자의 나결절 조직 내에 결핵균과 비슷한 세균이 집합하여 존재하는 것을 발견하여 1874년 Bacillus leprae 라고 명명하여 발표하였다.

③ **전염원** : 항산균의 일종으로 그람양성이며 비운동성 간균으로, 주로 피부의 창상으로 침입하는데 감염력은 약하고 환자의 고름, 콧물, 침 등의 장기 · 반복 접촉에 의해 감염

④ **잠복기** : 9개월~20년으로 다양하다.

⑤ **증상** : 얼굴이나 손, 발에 분포하는 말초신경, 피부, 눈에 침입하여 증상이 나타난다. 즉, 피부의 감각(통각)이 없어지고, 땀이 나지 않게 되며 털이 빠지는 증상이 보이며, 근육은 점점 마르고 힘이 없어지며, 손가락 운동을 할 수 없게 된다.

⑥ **치료** : 화학요법과 물리요법의 병행치료

⑦ **예방대책** : 감염증 환자와 격리 생활 필요

## 4 성병 (Venereal disease)

① **병원체** : 세균, 바이러스, 미코플라스마, 클라미디아, 진균, 기생충 등 다양

② **전염원** : 주로 성교를 통해 감염

③ **잠복기** : 매독(3주정도), 임질(1~2주), 연성하감(2~5일), 서혜림프육아종(1~2주) 등

④ **증상**

㉠ 매독 : 음부에 응어리 발생(제1기), 피부발진(제2기), 피부와 장기에 고무종(제3기), 신경계침해(제4기)

㉡ 암질 : 농이나 고름이 있는 소변

㉢ 연성하감 : 화농성 분비물을 동반하는 궤양

㉣ 서혜림프육아종 : 국부에 작은 구진, 수포 발생

⑤ **치료** : 대부분 페니실린 주사 또는 내복에 의해 치료

⑥ **예방대책** : 성병은 대부분 보균자나 환자와의 성교에 의해 감염되며, 예방책은 위험한 성교를 피하는 것이 중요하고 필요시에는 콘돔을 사용하여야 한다.

## 5 성홍열 (Scarlet fever)

① **병원체** : 용혈성 연쇄상구균

② **역사** : 발진이 나타난 피부색이 중국의 상상의 동물 성성이의 얼굴색을 닮았다하여 명명되었다.

③ **전염원** : 환자나 보균자로부터 비말감염

④ **잠복기** : 2~5일의 잠복기

⑤ **증상**

- 목구멍이 빨갛게 붓고 아프며 39℃의 고열과 함께 식욕이 떨어지고 구토 증세가 나타난다.
- 1~2일후 빨간 발진이 전신에 나며 가렵다.
- 발진상태로 1~2일이 지나면 혀에 백태가 벗겨진다.

⑥ **치료**

- 페니실린계 항생물질이 효과적이다.

- 완치까지 약을 복용하지 않을 시에는 보균자가 되어 다른 아이에게 감염시키거나 본인이 급성신염이나 류머티열 등의 합병증이 생길 수 있으므로 주의하여야 한다.

## 6 수막구균성 수막염 (Meningococcal meningitis)

① **병원체** : 수막염균

② **전염원** : 감염된 사람의 대변, 침, 가래, 코 분비물 등

③ **잠복기** : 3~7일

④ **증상**

- 초기에는 두통, 오한, 고열, 구토 등이 나타난다.
- 1~2일 사이에 38~40℃로 고열을 동반하며 중증일 경우는 초기에도 의식혼탁이 나타난다.
- 설사, 요통, 고환염, 난관염 등을 동반하는 경우도 있다.

⑤ **치료** : 페니실린G, 암피실린, 클로람페니콜 등의 항생물질 사용

⑥ **예방대책** : 예방접종을 하여도 걸릴 수 있으므로 개인위생과 주위 환경이 개선되도록 노력해야 한다.

## 7 레지오넬라증 (Legionellosis)

① **병원체** : 레지오넬라 뉴모필라

② **전염원** : 20~50℃에서 번식한 균에 오염된 물

③ **잠복기** : 서서히 나타난다.

④ **증상**

- 초기에는 밥맛이 없고, 힘이 없고, 머리가 아프며 온 몸이 쑤시는 증상과 함께 오한과 고열을 동반한다.
- 마른기침이 나고 설사, 구역, 구토나 복통 증상이 나타난다.
- 심할 경우 폐렴 등을 일으킨다.

⑤ **치료** : 항생제를 통한 약제 치료

⑥ **예방대책** : 난방기나 냉방기를 정기적으로 세척하고 필터를 갈아주어야 하며, 공기를 정화시켜야 한다.

## 8 비브리오 패혈증 (Vibrio Vuinificus Septicemia)

① **병원체** : 불니피쿠스균

② **전염원** : 생선회나 어패류를 날것으로 섭취

③ **잠복기** : 1~7일

④ **증상**

- 오한, 발열, 전신피로감, 다리의 근육통
- 혈압이 떨어지면서 쇼크에 빠진다.
- 엉덩이와 허벅지 부위에 붉은 반점과 물집이 생기면서 괴사 상태로 사망률은 40~50%가 된다.

⑤ **치료**

- 잠복기가 짧고 병의 진행속도가 빠르므로 조기진단과 조기치료 필요
- 증상이 나타나고 바로 치료 필요

⑥ **예방대책** : 어패류는 반드시 익혀 먹는다.

## 9 발진티푸스 (Epidemic typhus)

① **병원체** : 발진티푸스리케차

② **역사**

- 전쟁 시 전장에서 대유행하므로 전쟁티푸스라고도 하며, 제2차 세계대전시 전 세계적으로 유행하였다.
- 1969년 이후 WHO의 보건규칙에 의해 국제감시전염병의 하나로 지정되었다.

③ **전염원** : 감염자의 피를 빨아먹은 이의 배설물

④ **잠복기** : 5~14일

⑤ **증상**

- 오한과 함께 40℃의 고열증상
- 두통, 관절통, 결막충혈 등과 함께 전신에 발진현상이 나타난다.

⑥ **치료**

- 바일 - 펠릭스반응(Weil-Felix test)이라는 혈청반응으로 감별
- 항생물질이 효과적임

⑦ **예방대책** : 예방상 구제가 중요, 예방접종 필요

## 10 발진열(Marine typhus)

① **병원체** : 발진열 리케차 (Rickettsia mooseri)

② **전염원** : 쥐 벼룩

③ **잠복기** : 6~14일

④ **증상**

- 오한과 발열로 39℃의 고열이 1주일 정도 지속
- 두통, 근육통, 결막충혈, 구토 등
- 전신에 발진이 나타난다.

⑤ **치료** : 항생물질 이용

⑥ **예방대책** : 환자격리, 벼룩과 쥐 구제

## 11 쯔쯔가무시증 (Tsutsugamushi fever)

① **병원체** : 쯔쯔가무시 (Orientia tsutsugamushi)

② **역사** : 동남아시아, 오스트레일리아 북부 등지에서 주로 발생하며, 우리나라에서는 1985년 이후에 처음으로 환자가 보고되었다.

③ **전염원** : 쯔쯔가무시에 감염된 진드기로 들쥐나 다람쥐에 의해 운반 전파

④ **잠복기** : 1~2주

⑤ **증상**

- 초기에는 피부발진이 생기고, 고열, 오한, 두통 등을 동반하며 목이나 사타구니, 겨드랑이 임파선에 통증 동반
- 심할 경우 고령자는 사망 가능

⑥ **치료** : 항생제 투여

⑦ **예방대책**

- 쯔쯔가무시 유행지역에서 야외활동을 피한다.
- 귀가 시 착용하였던 옷을 세탁한다.
- 목욕을 한다.

- 밭에서 일할 시는 긴 옷을 착용한다.
- 설치류와의 접촉을 피한다.
- 생후 3~8개월 사이에 6주 이상 간격으로 2회 이상 정기접종 실시한다.
- 약독성 생백신을 경구복용하며, 집단접종 시 여름철은 피하는게 좋다.

## ⑫ 렙토스피라증 (Leptospira)

① **병원체** : 스피로헤타균인 Leptospira interrogans에 의해 일어나는 급성전신감염증

② **역사**

- 우리나라에서는 1984년에 처음 인체 감염이 보고되었다.
- 1985~1988년에 연간 약 100~300명의 환자가 가을에 발생하였다.

③ **전염원** : 쥐의 오줌에 오염된 젖은 풀, 흙, 물 등과 점막이나 상처가 난 피부가 접촉시 감염이 된다.

④ **잠복기** : 7~12일

⑤ **증상** : 발열, 황달, 출혈 등이 따르는 사망률이 높은 바일병(황달출혈성 렙토스 피라병)으로 인식한다.

⑥ **치료** : 발병 초기에 항생제 사용시 효과적이다.

⑦ **예방대책**

- 가축이나 개 등에 예방접종을 한다.
- 설치류의 구서 작업을 한다.
- 습윤한 환경에 종사자는 작업 후 항상 청결하고 건조하게 하는 것이 필요하다.

## 13 브루셀라증 (Brucellosis, 파상열)

① **병원체** : 브루셀라속 Brucella 그람음성의 짧은 간균

② **전염원** : 소, 염소, 돼지 등 병에 걸린 가축

③ **잠복기** : 14일 정도

④ **증상**
- 동물은 생식기의 침해로 유산이나 불임증 원인, 관절염과 고름집(농양)이 생기기도 한다.
- 사람은 간, 지라, 골수, 림프선 등의 기관내부의 혈관 내피세포의 침해로 불쾌, 권태, 쇠약 등의 증상 후 발열, 오한, 발한, 두통, 동통 등이 나타난다.

⑤ **치료** : 테트라사이클린, 클로람페니콜, 스트렙토마이신 등의 투여

⑥ **예방대책**
- 독성을 약하게 한 생백신을 동물에 접종
- 감염 가축과의 접촉 금지

## 14 탄저병 (Anthrax)

① **병원체** : 탄저균 (Bacillus anthracis)

② **전염원** : 감염된 동물의 사체나 오염된 토양

③ **잠복기** : 대부분 7일 이내

④ **증상**
- 피부탄저 : 노출부위의 가려움증, 부스럼 및 수포를 거쳐 악성농포형성
- 호흡기탄저 : 감기나 폐렴 증상

• 소화기탄저 : 발열이나 복통이 나타나나 매우 드물다.

⑤ **치료** : 항생제 치료

⑥ **예방대책**
• 일반적으로 동물의 예방접종을 철저히 한다.
• 탄저균에 지속적인 노출자는 백신 주사를 맞는다.

## 15 공수병 (Hydrophobia, 광견병)

① **병원체** : 광견병 바이러스 (RNA 바이러스)

② **역사** : 고대부터 유럽의 그리스, 로마에서 발병한 기록과 16C 목판화가 전해지고 있으며, 아시아에서는 한국, 인도, 중국 등과 특히 일본에서는 1924년에 발병하여 235명이 사망하였다.

③ **전염원** : 감염된 개, 고양이, 말, 소, 돼지, 이리, 박쥐 등

④ **잠복기** : 1~3개월

⑤ **증상**
• 초기에는 발열, 전신권태, 두통, 식욕부진 등
• 인두통, 지각이상, 특유의 공수발작 등
• 전신경련으로 전신경작, 끈적한 침을 흘리며 호흡근육의 마비로 사망한다.

⑥ **치료** : 안정을 취하고 진정제를 투여하는 대증요법

⑦ **예방대책** : 들개의 구제와 사육견의 예방접종 필수

## 16 신증후군 출혈열(유행성 출혈열)

① **병원체** : 바이러스

② **역사** : 치사율이 높은 세계 3대 감염성 질환

③ **전염원** : 집쥐와 등줄쥐의 배설물

④ **잠복기** : 10~15일 정도

⑤ **증상**

- 발열, 오한, 두통 등의 증세
- 증세 악화시 호흡부전, 급성신부전증, 저혈압, 쇼크 등으로 사망하기 쉽다.

⑥ **치료** : 발병 초기에 병원으로 이송

⑦ **예방** : 들쥐나 집쥐와의 접촉을 절대 금하며, 예방주사를 접종한다.

## 17 인플루엔자 (Influenza)

① **병원체** : 인플루엔자 바이러스

② **역사** : 근대의학의 발달 속에도 인플루엔자는 오늘날에도 세계적으로 유행하고 있는 상태이다.

③ **전염원** : 바이러스와 비말감염

④ **잠복기** : 1~4일

⑤ **증상**

- 초기에 3~5일 정도 발열이 나타난다.

• 2차적으로 급성부비강염, 중이염, 화농성기관지염, 기관지염, 폐렴, 기관지 확장증 등을 일으킨다.
• 합병증으로 심낭염, 심근염 등을 유발한다.

⑥ **치료** : 현재까지 인플루엔자 바이러스 자체에 유효한 치료약이 발견되지 않아 저항력에 의해 자연치유가 되도록 한다.

⑦ **예방대책** : 백신주사가 이용된다.

## 18 후천성면역결핍증 (AIDS: Acquired Immune Deficiency Syndrome)

① **병원체** : 사람면역결핍바이러스(human immunodeficiency virus : HIV)

② **역사** : 1983년 5月부터 프랑스, 미국 등에서 연구결과 다양한 바이러스 종류가 나오게 되었다. → 모두 동일 바이러스로 에이즈의 원인 바이러스임이 확인되었으며, 1987년 5월 국제미생물학연합의 바이러스 분류국제위원회에서 HIV로 통일시켰다.

③ **전염원** : 감염자의 혈액이나 정액

④ **잠복기**
• 3~6주 독감과 유사한 증상
• 12년 무증상 상태 후 증세가 나타날 때도 있다.

⑤ **증상**
• 1단계 (급성HIV증후군) : 독감과 유사
• 2단계 (무증상기) : 3~12년간 임상증상 없다.
• 3단계 (증상기) : 면역력 상실, 기회성감염 등

⑥ **치료** : 근본적인 치료법 없다.

⑦ **예방대책**
- 면도기, 침, 주사기 사용 시 주의
- 혈액수혈 및 혈액제품의 주사 시 주의
- 건전한 성생활 영위

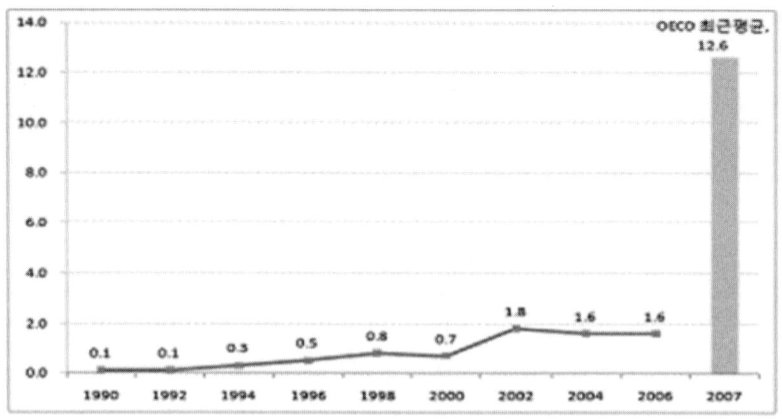


자료 : OECD, OECD Health Data 2009, 2009

**[그림 6-1] 후천성 면역결핍증(인구 100만명당)**

## 4) 제4군 전염병

### ■1 황열 (Yellow fever)

① **병원체** : 아르보 바이러스 (Arbo virus)

② **전염원** : 모기

③ **잠복기** : 3~6일

④ **증상** : 잠복기
- 급성기 : 발열, 근육통, 오한, 두통, 식욕상실, 구역, 구토 등
- 독성기 : 황달, 복통, 구토 증세 등

• 입, 코, 눈, 위장 등에서 출혈가능
→ 독성기 환자의 50% 정도는 2주 이내에 사망 가능

⑤ **치료** : 아르보바이러스 자체를 위한 치료법은 아직 개발되지 않아, 증상을 완화시키는 방법이 치료법이다.

⑥ **예방대책** : 예방백신 접종 → 1주일 이내에 예방효과, 1회 접종으로 10년 정도 예방 효과

## 2 뎅기열 (Dengue fever)

① **병원체** : 뎅기바이러스

② **전염원** : 모기

③ **잠복기** : 4~8일 정도

④ **증상** : 고열, 두통, 근육통, 관절통, 식욕부진 등 피부전체에 붉은 반점을 동반하며, 코피나 잇몸 등의 출혈, 혈변, 목의 림프절이 붓는 증상 등이 나타난다.

⑤ **치료** : 증상 완화를 위한 치료

⑥ **예방대책** : 환경청결. 집 주위에 서식하는 모기 박멸

## 3 마버그열 (Marburg fever)

① **병원체** : 마버그 바이러스 (marburg virus)

② **전염원** : 혈액, 분비물, 장기, 정액 등 체액을 통해 직접 전파

③ **잠복기** : 5~10일

④ **증상** : 초기에는 발열, 오한, 두통, 근육통, 권태감 등의 증세 2~3일 후 인두염, 구토, 설사, 반점상 구진 등 또 1~2일 후 출혈이 있으며, 장기부전 증으로 발병 후 7~10일내 사망에 이른다.

⑤ **치료** : 특별한 치료법이 없어 보존적 치료 시행

⑥ **예방대책** : 효과적인 예방백신이 없는 상태

## 4 에볼라 열(Ebola fever)

① **병원체** : Filoviridae 과의 Ebola virus

② **역사** : 1976년 수단의 적도 서부지역에서 600명 이상의 환자발생으로 약 70%정도 사망, 1979년 같은 지역에서 발생하였고, 1994년 상아해안에서, 1995년 자이레에서 대유행 하였다.

③ **전염원** : 혈액, 분비물, 장기, 체액 등을 통해 직접 전파

④ **잠복기** : 2~21일

⑤ **증상**

- 발열, 권태감, 두통, 근육통 등이 초기에 나타난다.
- 1~2일 후에 출혈 경향을 보인다.
- 2~3일 후부터 인두염, 구토, 설사, 반점상 구진 발생한다.
- 사망율 50~90%

⑥ **치료** : 현재 치료법은 없다.

⑦ **예방대책** : 감염환자나 환자의 분비물과의 접촉을 피한다.

## 5 라싸열 (Lassa fever)

① **병원체** : 라싸바이러스 (Lassa virus)

② **역사** : 아프리카 지역의 풍토병, 1969년 나이지리아에서 처음 발견된 바이러스 질환으로 서부 아프리카에서 주로 발생하며, 동물과 사람이 함께 감염된다.
원인 바이러스인 라싸는 처음에 이 질환에 감염된 나이지리아 지역의 이름에서 유래된 것이다.

③ **전염원** : 쥐의 배설물에 오염된 음식물, 감염된 혈액, 조직, 분비물, 재활용된 주사바늘 등

④ **잠복기** : 1~3주

⑤ **증상** : 발열, 흉통, 인두통, 요통, 기침, 복통, 구토, 설사, 결막염, 안면부종, 단백뇨, 점막출혈 등이 있으며, 청각이 손실되는 문제점이 있다.

⑥ **치료** : 항바이러스제를 복용하며, 수분과 전해질 공급, 산소공급, 혈압 유지 등이 중요하다.

⑦ **예방대책**
- 쥐의 배설물에 오염된 음식을 먹지 말아야 한다.
- 감염된 사람과의 접촉을 피한다.

## 6 리슈마니아증 (Leishmaniasis, 리슈만편모충증)

① **병원체** : 리슈만편모충(Leishmania)

② **역사** : 감염 분포 지역은 아시아는 인도, 방글라데시, 중국 등이며 이외 러시아, 중앙아시아 일대, 아프리카 여러 국가, 중앙아메리카와 남아메리카 등 여러 국가에서 유행하는 질병이다.

③ **전염원** : 모래파리 (sandfly : 흡혈성 파리)로 보유숙주는 개, 고양이, 여우, 자칼 등 야생 육식 동물이다.

④ **잠복기** : 1주일~수개월

⑤ **증상**

- 피부나 점막의 피부병증상, 무통성궤양, 궤양, 구진, 결절 등을 형성
- 내장 감염시 발열, 간비종대, 림프절 종창, 빈혈, 백혈구감소, 혈소판감소 등

⑥ **치료** : 치료가 가능하며 환자 격리는 불필요

⑦ **예방대책** : 모래파리에 물리지 않도록 주의

## 7 바베시아증 (Babesiosis)

① **병원체** : 바베스(Babes) 원충

② **역사** : 전 세계적으로 분포하며 특히 아열대 및 열대지역에서 발생하고 있다.

③ **전염원** : 설치류, 가축, 야생동물 등의 진드기

④ **잠복기** : 1~4주

⑤ **증상** : 피로, 식욕감퇴, 두통, 고열, 오한, 근육통, 발한, 간비종대, 용혈성 빈혈 등이 수 주간 나타난다.

⑥ **치료** : 클린다마이신과 퀴닌의 병합요법이 효과적이다.

⑦ **예방대책** : 질병 유행지에서 진드기에 물리지 않도록 주의

## 8 아프리카 수면병 (African trypanosomiasis)

① **병원체** : 원생 기생충

② **역사** : 체체파리가 서식하는 열대 아프리카에서 주로 발생하는 질병

③ **전염원**

- 잠비아형(서아프리카 수면병) – 인간
- 로디지아형(동아프리카 수면병) – 야생동물, 가축(소)

④ **잠복기**

- 로디지아형은 3~수주일
- 잠비아형은 수개월~수년

⑤ **증상**

- 물린 부위에 구진형성으로 결절
- 통증을 동반한 작은 궤양
- 발열, 심한두통, 불면증, 무통성 림프절 종창, 빈혈, 부종, 발진, 식욕부진 등의 초기증세 또한 기면증 및 중추신경계 증세와 더불어 낮에는 자고 밤에는 깨어 있는 증세를 보인다.

⑥ **치료** : 초기에는 수액요법이 효과적이며, 치료 후 3, 6, 12, 24개월에 재발 유무를 세심하게 관찰한다.

⑦ **예방대책** : 감염자의 치료와 더불어 체체파리에 대한 방역작업이 필요

## 9 크립토스포리디움증 (Crytosporidiosis)

① **병원체** : 기생충

② **전염원** : 기생충에 오염된 음료수 또는 음식물

③ **잠복기** : 2~10일

④ **증상** : 소화기관, 담도, 호흡기의 점막세포의 감염으로 경련성 복통을 동반하는 수양성 설사 증세

⑤ **치료** : 특별한 치료법은 없으며, 수액을 보충해 준다.

⑥ **예방대책** : 음용수는 1분 이상 끓인 후 마시고, 식품은 가열해 먹는다.

## ⑩ 주혈흡충증 (Schistosomiasis)

① **병원체** : 주혈흡충 (Schistosoma)

② **역사**

- 인체에 기생하는 주혈흡충에 의한 질환
- 전 세계적으로 일본주혈흡충, 만소니주혈흡충, 방광주혈흡충, 메콩주혈흡충, 말레이반도의 말레이주혈흡충, 서아프리카의 인터칼라툼주혈흡충 등 6종류가 있다.

③ **전염원** : 사람의 대소변

④ **잠복기** : 30~40일

⑤ **증상**

- 초기 피부가 가렵고 발진이 생긴다.
- 1~2개월 후 열, 오한, 기침, 근육통 등이 나타난다.
- 소변을 자주 보며, 혈뇨 증상이 나타난다.

⑥ **치료** : 대소변 검사, 구충제 복용

⑦ **예방대책**

- 질병유행 지역에서 맨발로 물에 들어가지 않도록 한다.

• 음용수는 끓여 마신다.
• 목욕물은 65℃ 이상에서 5분정도 데워서 사용한다.

## 11 요우스 (Yaws)

① **병원체** : Treponema Pallidum Subspecies Pertenue

② **역사**
• 1950년대 5000만~1억의 인구에 발생
• 1970년대 200만 이하로 감소
• 세계적으로 덥고 습한 열대지방에서 발생
• 근래 서아프리카나 서태평양지역에서 다시 유행 추세

③ **전염원** : 소아들의 피부 접촉

④ **잠복기** : 3~5주

⑤ **증상**
• 초기에는 유두종성 피부질환
• 후반에는 과각화증을 동반한 파괴적인 피부병변과 뼈와 피부에 고무종 증상

⑥ **치료** : 벤자신 페니실린 G주사

⑦ **예방대책** : 환자의 병변에 대한 직접접촉 금지

## 12 핀타 (Pinta)

① **병원체** : 핀타트레포내마 (Treponema carateum)가 원인균

② **역사**

- 1950년대 중남미-멕시코, 베네수엘라, 카리브해 등-에서 주로 발생
- 어원은 채색된(painted)이란 뜻
- Azul. Carate, Enpeines, Iota, Mal del pinto 등으로도 불린다.

③ **전염원** : 직접적인 피부나 점막 접촉

④ **잠복기** : 2~4주

⑤ **증상** : 팔, 다리, 손, 발, 얼굴 등 노출부위에 홍반성 편평구진. 색소침착, 각화과다증 등

⑥ **치료** : 벤자신 페니실린 G (Benzathine penicilline G)주사
→ 24시간 내 병소의 감염력 소멸

⑦ **예방대책**

- 피부병변은 6-12개월 정도 걸려 치유
- 예방 백신은 없음
- 환자와 접촉을 피함
- 환자의 분비물에 오염된 것 소독하기

## 13 두창 (마마, 포창)

① **병원체** : 천염두 바이러스

② **역사**

- 사람에서 사람으로 감염되는 인간의 질병으로 인간이 정착하기 시작한 1만여년 전부터로 추정된다. 인도에서는 문헌에 천연두 기록이 전하고, BC430년경 아테네를 덮쳐 유럽으로 퍼져 나갔다. 또한 인도에서 서역을 거쳐 중국, 우리나라도 전해졌을 것으로 추측된다.

- 1967년 WHO는 천연두 근절 계획을 세워 많이 없어졌으나, 1969년 42개국에 10만명이 넘는 환자가 발생하기도 하였다. 하지만 1977년 10월 소말리아 환자를 마지막으로 환자는 발생하지 않았다.
- 1980년 5월8일 제33회 세계보건총회에서 정식으로 천연두 근절을 확인하였다.

③ **전염원** : 감염 환자의 터진 피부 점막의 내용물이 호흡기, 소화기, 피부 상처 등을 통하여 침입

④ **잠복기** : 10~13일 정도

⑤ **증상**
- 갑자기 한기가 들면서 열이 높아지고 강한 두통, 요통 등의 증상
- 그 후 붉은 발진과 고열이 1주일 정도 된다.
- 이 발진의 변화에 주목하고 폐렴, 패혈증 등에 주의
- 12일 정도 지나면 농포가 말라서 가피딱지가 되고 딱지가 떨어지면 피부에 작고 오목한 마마자국이 남는다.

⑥ **치료**
- 전염병원에서 격리 치료
- 특효약은 없고 합병증을 예방하면서 대중요법 시행

⑦ **예방대책** : 현재 근절된 상태

## 14 보툴리누스 중독증 (Botulism)

① **병원체** : 보툴리누스균 (Clostridium botulinum)

② **전염원** : 오염된 식품에서 균이 증식된 상태의 음식물

③ **잠복기** : 12시간 정도

④ **증상**
- 1차 메스꺼움, 구토, 설사 등의 위장 증상
- 2차 두통. 현기증을 동반한 전신의 위화감과 더불어 마비증상이 나타난다.
- 중증인 경우에는 호흡곤란으로 사망
- 치사율 68%

⑤ **치료**
- 항독소혈청요법 실시
- 진정제, 항균제, 해독제, 강심제, 호흡촉진제 등을 쓰고, 나아가서 위세척 등을 실시하여야 한다.

⑥ **예방대책** : 오염된 음식물 섭취 금지

## 15 신종전염병증후군

- 우리나라에서 처음 발견된 전염병
- 신종병원체에 의한 전염병이 의심되는 상황으로 다음과 같은 소견을 보이는 자
  - 급성 출혈열
  - 급성 호흡기 증후군
  - 급성 설사 증후군
  - 급성 황달
  - 급성 신경 증후군
  - 그 외 감염으로 추정되는 증상 등
- 신고시기 : 보건소에 즉시 신고
- 신고시 국립보건원과 시, 도 및 시, 군, 구 보건소 등이 공동으로 역학조사를 수행해야 한다.

## 5) 지정 전염병

### ■1 A형 간염 (Hepatitis A)

① **병원체** : A형 간염 바이러스

② **전염원** : 오염된 음식물

③ **잠복기** : 15~45일

④ **증상**
- 발병 1주일 전부터 전신권태감, 식욕부진, 두통, 상복부 불쾌감 등이 발생한다.
- 38℃의 발열이 며칠간 지속한다.
- 1~3개월 지나면 치유된다.

⑤ **치료**
- 안정과 식이요법이 기본
- 약물요법이 추가 적용

⑥ **예방대책** : 간염 예방주사 접종

### ■2 C형 간염 (Hepatitis C)

① **병원체** : C형 간염 바이러스

② **전염원** : 혈액 등 체액에 의해 감염

③ **잠복기** : 4~6주

④ **증상** : 피로감, 구역, 구토, 근육통, 미열, 심한 경우 황달현상, 사망 가능

⑤ **치료**

- 약물치료로 약제를 24~48주 투여한다.
- 치료비용이 비싸고 부작용이 심하다.

⑥ **예방대책**

- 주 원인이 수혈로 혈액에 대한 C형 간염검사가 실시되고 있어 예방 가능
- 우리나라에서는 1991년 5월 1일부터 헌혈혈액에 대한 C형 간염검사를 의무화
- 주사기, 성 접촉, 면도기, 칫솔, 손톱깍이 등을 환자와 같이 사용 금지

## 3 반코마이신내성 황색포도상구균 감염증 (Vancomycin-resistant Staphylococcus aureus)

① **병원체** : 황색포도상구균(Staphylococcus aureus)

② **역사**

- 1997년 일본에서 처음 이 균에 대해 보고되었고 프랑스, 미국 등에서 균 분리가 보고 되고 있다.
- 한국에서는 이 균주에 감염되어 사망한 사례가 보고되고 있다.

③ **전염원** : 대부분 손을 매개로한 접촉 감염

④ **잠복기** : 15~150일

⑤ **증상** : 감염 부위에 따라 균혈증, 심내막염, 화농성관절염, 폐렴, 골수염, 피부감염, 농가진, 장염 등

⑥ **치료** : 현재 항생제 치료가 비효과적이다.

⑦ **예방대책** : 반코마이신에 대한 감수성이 저하된 균주의 출현을 조기에 발견하고 확산되지 않도록 감시체계의 운영이 필요하다.

## 4 샤가스병 (Chagas' disease)

① **병원체** : 트리파노소마 크루즈인 원충

② **전염원** : 침노린재라는 곤충

③ **잠복기** : 1~2주간

④ **증상**
- 고열과 함께 부종이 얼굴에 나타난다.
- 간, 지라, 림프절, 갑상선 등이 붓고 2~4주일 안에 사망할 수 있다.

⑤ **치료** : 뚜렷한 치료법 미개발

⑥ **예방대책** : 환자격리, 매개곤충 구제, 개 등 동물도 병원체 보유하므로 주의

## 5 광동주혈선충증 (Angiostrongyliasis)

① **병원체** : 광동주혈선충

② **역사** : 우리나라보다는 주로 환태평양 일대에서 발생

③ **전염원** : 패류, 새우, 게, 물고기, 개구리 등 식용 시

④ **잠복기** : 1~30일 정도

⑤ **증상** : 발열, 두통, 오심, 구토, 지각이상, 근연축, 사지마비, 시력감퇴, 복시 등이 나타난다. 심할 경우 합병증을 유발하며 사망 가능

⑥ **치료** : 치료 가능한 특효약 없다.

⑦ **예방대책** : 중간숙주(패류, 민달팽이)와 운반숙주(새우, 게, 물고기 등)의 생식을 금지한다.

## 6 유극악구충증 (Gnathostomiasis)

① **병원체** : 내소스토마 스피니저룸

② **역사** : 고양이, 개, 족제비 등이 보유 숙주로 현재 20여종이 인도에서 일본까지 아시아 대륙과 북아메리카 등지에서 감염되고 있다.

③ **전염원** : 어류, 식용수 등을 날로 먹거나 미소독된 물 마실 경우

④ **잠복기** : 2~35일

⑤ **증상** : 통증을 동반한 피하결절, 부종 등이 나타난다.

⑥ **치료** : 수술을 하여 충체를 제거한다.

⑦ **예방대책** : 물은 끓여 먹고, 가물치, 담수어, 양서류, 파충류, 조류, 포유류 등의 생식금지

## 7 사상충증 (Filariasis)

① **병원체** : 사상충

② **전염원**: 홍모기, 열대모기

③ **잠복기** : 1~12개월

④ **증상**

- 발열, 전신성의 경련

• 어깨, 유방, 고환 등에 국한성 종창과 경련이 나기도 한다.

⑤ **치료** : DEC 라는 약제를 2주간 경구투여

⑥ **예방대책** : 유행지역을 여행시 모기에 물리지 않도록 주의

## 8 포충증 (Hydatidosis)

① **병원체** : 단방조충(Echinococcus granulosus)

② **역사** : 뉴질랜드, 오스트레일리아, 북남부 아프리카, 남아메리카, 유럽, 중동, 일본 등에서 목축업이 발달한 지역의 목장을 중심으로 유행

③ **전염원** : 개, 이리, 늑대, 여우 등 육식성 동물

④ **증상** : 간, 폐, 신장, 뇌, 근육, 비장, 안구, 심장, 골수등에 낭종이 생기며, 발열, 황달, 복통, 무력증, 기침, 객혈, 호흡곤란, 흉통 등의 증세를 보인다.

⑤ **치료** : 낭종 제거 수술 필요

⑥ **예방대책**
• 개와의 접촉을 피한다.
• 항상 손은 깨끗이 씻는다.
• 음식은 반드시 익혀 먹는다.

## 9 크로이츠펠트 야콥병 (Creutzfeldt – Jakob's disease)

① **병원체** : 신경질환

② **역사** : 1920년경 독일의 신경학자 게르하르트 크로이츠펠트와 알퐁스 마리아 야콥이 처음 보고하였다.

③ **전염원** : 프리온

④ **증상** : 치매증상, 기억력감퇴, 인격변화, 환각증상, 언어능력 손상, 보행이상, 균형과 방향 기능 장애가 생긴다.

⑤ **치료** : 현재 치료법은 없는 상태

⑥ **예방대책** : 결함이 있는 단백질은 인간의 성장 호르몬, 각막이식, 경막이식, 전극, 수혈 등을 통해 물려받을 수 있으므로 사전 검사와 주의한다.

Chapter

# VII 건강 증진 관리 (Health Promotion Management)

## 1. 건강과 운동

### 1) 운동의 중요성

#### 1 건강이란

※ WHO 전문위원회(1957년)

건강이란 주어진 환경여건 하에서 인간이 적절하게 기능하는 상태 또는 수준을 의미한다.

#### 2 운동의 필요성[79]

현대사회가 문명의 발달과 과학화로 인간의 신체활동에 많은 제약이 따른다.

- 현대사회를 살아가는데 있어서 필요한 체력과 힘을 육성
- 운동부족으로 발생되는 각종 질병 예방
- 정신적, 신체적으로 건강한 삶 영위

79. http://www.loveject.com/love/health

## 3 운동의 효과[80]

### (1) 순환기에 미치는 효과

- 심근의 산소 요구량 감소 : 맥박수, 이완기 혈압 감소
- 안정 시 및 운동 시의 혈압 감소 및 심박수 감소
- 혈소판 유착 감소 및 섬유소 분해 증가
- 심박 출량의 증가
- 최대 산소 섭취량 증가
- 관상 모세 혈관의 증가

### (2) 호흡기에 미치는 효과

- 최대 환기량 증가
- 운동 호흡수 감소
- 폐 확산 능력 증가

### (3) 골격근에 미치는 효과

- 미오글로빈(myoglobin) 증가
- 산화 효소의 활성과 농도 증가
- 미토콘드리아 수, 크기 증가
- 지방산 산화 증가

### (4) 대사 기능에 미치는 효과

- 체지방량 및 체중 감소
- 혈중 저밀도 지단백 감소
- 혈중 고밀도 지단백 증가
- 혈중 중성지방 감소
- 뼈의 칼슘 침착 증가
- 인슐린 수용체 감수성 증가

80. 윤순영 外 7인(2000), 건강증진, 수문사, p.110

(5) 정신적 효과

- 불안 및 우울 감소
- 자긍심의 향상
- 성적 욕구 증가

## 2) 운동의 분류

### 1 유산소 운동(Aerobic exercise)81

**① 정의**

- 보통 30분 이상 지속 가능한 운동으로 신체의 산소 소비량을 증대하는 운동법
- 유산소 운동은 지방을 에너지원으로 사용하며, 몸 안의 노폐물을 배출할 수 있기 때문에 모든 사람에게 아주 중요하고 유용한 운동이다.

**② 유산소 운동의 효과**

- 뇌운동이 활발해지고 스트레스를 감소시킨다.
- 지방산을 주된 에너지로 사용한다.
- 꾸준히 하면 평상시의 심박수와 혈압을 낮추어 준다.
- 근지구력이 향상된다.
- 체지방률을 낮추어 준다.
- 몸에 저항력이 생기고 유연성과 근력이 증가한다.
- 심신을 안정시키고 활발하게 하는 원동력이 된다.
- 혈액순환이 개선된다.
- 자세를 바르게 하고 체형 교정의 효과를 얻는다.

**③ 유산소 운동의 종류**

조깅, 걷기, 수영, 자전거 타기, 테니스, 배구, 줄넘기, 에어로빅, 등산, 배드민턴 , 탁구, 스쿼시, 축구, 농구 등

81. 위키 백과사전

④ **운동강도**

유산소 운동의 강도는 목표 심박수에 맞추어 해야 효과를 극대화 할 수 있다.

㉠ 저강도 구간 : 최대 심박수의 60% 이하인 구간으로 초보자에게 적합하다.

㉡ 중강도 구간 : 최대 심박수를 60~70%까지 상승시킨 구간으로 중급자에게 적합하다.

㉢ 중/고강도 구간 : 운동을 오래 지속할 수 없는 수준의 강도로 무산소운동 바로 직전이라 할 수 있으며, 숙련자에게 적합하다.

㉣ 고강도 구간 : 운동의 지속 시간이 10초 이내인 수준의 강도이다. 최대심박수의 85% 이상(무산소 운동의 강도)을 수행하면, 에너지가 소멸되는 속도보다 젖산이 근육에 쌓이는 속도가 더 빨라서 피로를 느끼게 된다.

**[표 7-1]중등도 신체활동 실천율**

| 구분 | 2007년도 | | |
|---|---|---|---|
| | 전 체(%) | 남 자(%) | 여 자(%) |
| 19 ~ 29세 | 10.8 | 13.8 | 7.8 |
| 30 ~ 39세 | 7.5 | 9.6 | 5.3 |
| 40 ~ 49세 | 10.3 | 7.9 | 12.7 |
| 50 ~ 59세 | 12.9 | 11.5 | 14.3 |
| 60 ~ 69세 | 12.0 | 12.2 | 11.7 |
| 70세 이상 | 5.5 | 9.3 | 3.2 |

자료 : 보건복지가족부, 「2007 국민건강통계(국민건강 영양조사 제4기1차년도(2007)」
(중등도 신체활동 실천율 : 최근 1년일 동안 평소보다 몸이 조금 힘들거나 숨이 약간 가쁜 중등도 신체활동을 1회 30분 이상 실시한 경우)

**[표 7-2] 15세 이상 인구의 과체중과 비만인구비율**

| 비만도 | 연 도 | 전 체(%) | 남 자(%) | 여 자(%) |
|---|---|---|---|---|
| 과체중 | 2001 | 27.4 | 29.6 | 25.9 |
| | 2005 | 27.0 | 30.3 | 23.7 |
| 비 만 | 2001 | 3.2 | 2.8 | 3.5 |
| | 2005 | 3.5 | 3.7 | 3.3 |
| 과체중 과 비만 | 2001 | 30.6 | 32.4 | 29.4 |
| | 2005 | 30.5 | 34.0 | 27.0 |

자료 : OECD, OECD Health Data 2009, 2009, 한국보건사회연구원

⑤ **운동 방법**

- 처음부터 너무 높은 강도의 운동을 하면 심장을 포함한 몸에 무리가 된다.
- 처음 몇 주 동안은 회당 유산소 운동 시간을 짧게 정한다. 즉, 일주일에 2~3회, 1회 20~30분 정도로 시작하고, 점차 횟수와 시간을 늘려 간다.
- 운동의 시작과 끝에는 반드시 준비운동과 정리운동을 하고 수분을 충분히 섭취 한다.
- 운동은 갑자기 강도를 높이거나 며칠씩 쉰 후 몰아서 하는 것보다는 꾸준히 규칙적으로 하는 것이 가장 좋다.

## 2 무산소 운동(Anaerobic exercise)

### (1) 정의[82]

운동시 필요한 에너지를 산소 없이 생성하는 운동으로, 즉 단시간에 최대 노력을 사용하는 운동은 단시간에 다량의 에너지를 근수축을 위해 공급하지 않으면 안 되고, 산소공급을 기다려 에너지를 생산해가면서 계속해 나갈 수가 없다.

따라서 이때는 우선 산소가 없는 상태(무산소)에서 에너지를 사용하는 루트를 주로 사용하여 화학반응이 진행되어 간다. 이와 같은 반응으로 운동하는 것을 무산소 운동이라고 한다.

### (2) 무산소 운동의 효과

몸의 근육을 강화시켜 탄력적으로 만든다.

### (3) 무산소 운동의 종류

- 골프나 테니스의 스윙 동작
- 단거리 달리기
- 아령이나 덤벨을 이용한 근력운동

82. http://www.marathon.pe.kr/ beginner

[표 7-3] 유산소운동과 무산소운동의 비교[83]

| 특징 종류 | 유산소 운동 | 무산소 운동 |
|---|---|---|
| 에너지 변환 속도 | 에너지가 생산되는데 산소공급의 시간이 필요하므로 늦다 | 즉효성이고 돌발적인 운동에도 반응한다. |
| 에너지의 지속성 | 장시간 지속 한다 | 단시간 밖에 지속하지 못한다. |
| 산소의 필요성 | 필요 | 불필요 |
| 에너지원이 되는 것 | 글리코겐, 지방 | 글리코겐 |
| 대사산물 | 이산화탄소, 물 | 젖산 |
| 운동의 예 | 조깅, 걷기, 자전거타기 등 | 단거리주, 덤벨, 복근운동 등 |

## 3) 성인병과 건강

### 1 성인병의 정의[84]

성인병(Chronic illness)은 원래 노인병(Geriatrics)이라는 어원에서 유래되었으며, 성년기 이후에 나이가 들고 노화와 더불어 점차 많이 발생하는 비전염성의 만성 퇴행성 질환으로서 불구 · 무능력 상태 및 기능장애 등을 의미한다.

#### (1) 만성질환 전문위원회(미국)의 성인병 규정

- 질병 자체가 영구적인 것
- 불가역적 병적 변화를 가지는 질병
- 후유증으로 불구 · 무능력 상태를 가지는 질환
- 재활에 특수한 훈련을 요하는 질병
- 장기간에 걸쳐 지도 · 관찰 및 전문적인 관리 등을 요하는 질환이나 기능장애

83. http://www.marathon.pe.kr/ beginner
84. 고성진 外 7인, op. cit., pp. 319~320

### (2) 성인병의 발생요인

① **유전적 요인** : 유전학적으로 선천적인 요인이 문제
② **습관적 요인** : 평상시 일생생활에서 생활습관의 문제
③ **기호의 요인** : 식생활이나 애용하는 기호품에서 원인 제공
④ **심리적 요인** : 개개인 갖고 있는 성격적 요인
⑤ **사회적 요인** : 직업유무나 가치관의 기준에 따라 사회 구성원으로서의 영향
⑥ **직업적 요인** : 직업의 특성에 따라 갖게 되는 환경적 영향
⑦ **공해 요인** : 산업화의 결과로 광범위하게 노출되어 있는 환경 공해 요인
⑧ **자연 환경적 요인** : 지역적인 특성으로 매일 접하게 되는 자연 환경의 문제

### (3) 성인병의 특징[85]

- 걸리기는 쉬우나 잘 낫지 않다.
- 주로 40대 이후 성인에 잘 발생한다.
- 비교적 유전적 영향이 크다.
- 과식, 음주. 흡연, 운동부족 등이 주된 원인이다.
- 약물에 의한 치료보다는 철저한 식이요법과 운동요법이 효과적이다.
- 초기에 치료해야 하고 재발이 쉽다.
- 치료보다 예방이 중요한다.

### (4) 성인병의 종류

**① 심혈관 질환**

㉠ 고혈압(Hypertension)[86]

a. 고혈압이란

혈관을 따라 흐르는 혈액의 압력, 즉 혈압의 수치가 최고 140mmHg 이상, 최저 90mmHg 이상을 지속적으로 나타내는 상태를 의미하며, 혈압의 수치는 운동이나 환경에 따라서 크게 변하지만 최저혈압수치는 변화가 적기 때문에 고혈압 진단과 치료에 중요한 기준이 되고 있다.

85. http://www.blog.naver.com/hp_ink
86. 옥은성, op. cit., p. 224

b. 이완기와 수축기 혈압

- 이완기 혈압
  - 85 미만 : 정상(Normal BP)
  - 85~89 : 정상보다 높은 혈압(High-Normal BP)
  - 90~104 : 경증 고혈압(Mild hypertension)
  - 105-114 : 중등도 고혈압(Moderate hypertension)
  - 115 이상 : 심한 고혈압(Severe hypertension)
- 수축기 혈압
  - 이완기 혈압이 90 이하이면서 140 미만일 때 : 정상
  - 140 이상일 때 고혈압(hypertension)으로 취급하지만, 통상적으로 이완기 혈압이 90 이상, 수축기 혈압이 140 이상이면 고혈압으로 진단한다.

c. 고혈압의 분류

◈ 본태성 고혈압(Essential hypertension)

본태성 고혈압은 고혈압 환자 전체의 90% 이상을 차지 하지만 그원인이 아직 분명하지 않으며, 다만 유전과 여러 가지 환경에서 원인을 찾아볼 수 있다.

**※ 본태성 고혈압을 일으킬 수 있는 환경인자**

- 소금과 과잉 섭취
- 충 격
- 비만과 운동부족
- 술, 담배, 기타 기호품 등

→ 유전적 인자는 극복하기 힘들지만 환경인자는 개선할 수 있으므로 고혈압을 치료함에 있어서 이것에 대한 올바른 이해 필요하다.

◈ 증후성 고혈압(2차성 고혈압, Symptomatic hypertension)

증후성 고혈압이란 고혈압이 다른 특정의 질환 등에 의하여 발생한 것으로서 그 원인이 분명하며, 특정 유발 원인이 제거되면 정상으로 회복되는 고혈압을 의미한다.

- 신장질환 : 신우신염, 신장 농양, 신장형성부전, 신동맥의 협착 등
- 쿠싱증후군(Cushing syndrome)

• 경구 피임약 : 여성 호르몬에 의한 고혈압
• 콘증후군(Conn's syndrome, Primary aldosternism)
• 임신
• 크롬친화세포증(Pheochromocytoma)

d. 예방법[87]

• 체중 감량을 위한 감식(표준 체중 유지), 저염식 식사, 금주, 금연과 더불어 카페인 섭취를 중단한다.
• 평소 콜레스테롤이 많은 음식은 피하고 야채를 많이 섭취한다.
• 체중과 혈압은 정비례 하므로 규칙적인 운동(유산소 운동 권장)을 통해 비만을 방지한다.
• 혈압을 상승시키는 스트레스를 해소시켜 치명적인 합병증을 예방하도록 주의한다.

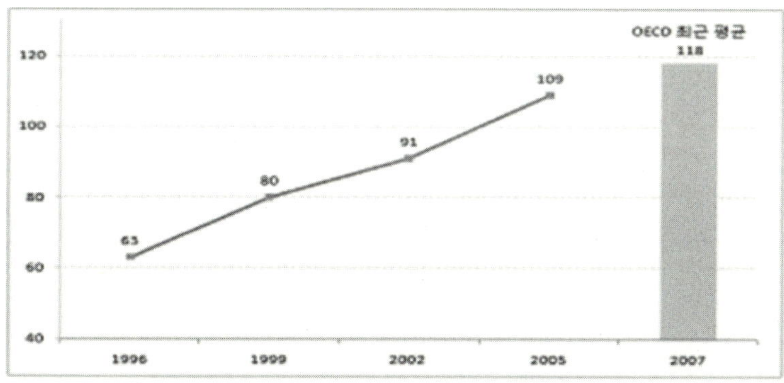


자료 : OECD, OECD Health Data 2009, 2009

[그림 7-1] 고혈압 유병률(인구 10만명당)

ⓛ 협심증(Angina pectoris)[88]

a. 협심증이란

온몸에 혈액을 보내는 심장도 다른 기관과 마찬가지로 혈액을 공급받아야 그 기능을 유지할 수 있다. 심장의 바깥 벽에는 혈관(관동맥)이 있어 심장에 혈액을 흐르게 하는데 어떤 이유든 관동맥을 통해 적은 양의 혈액이 공급되어 심장이 필요한 것보다 적은 양의 산소가 공급되면 심장에 통증이 발생하는 증상을 말한다.

87. http://www.health.Chosun.com/clinicseardh/
88. http://www.health.Chosun.com/clinicseardh/

b. 원인

협심증의 가장 많은 원인은 심근에 혈액을 공급하는 동맥이 좁아지는 관상동맥질환으로 좁아지는 원인은 동맥 안쪽 벽에 지방 침착물이 생기는 동맥경화증이 생긴다.

→ 이 때문에 심장으로 산소공급이 감소함으로써 협심증을 일으킨다.

c. 증상

주된 증상은 정도의 차이는 있지만 흉통을 들 수 있고, 가슴의 중앙에 무디고, 무겁고, 짜는 듯한 통증을 나타낸다.

㉢ 심근경색(Myocardial infarction)[89]

a. 심근경색이란

심장 근육이 움직이는데 필요한 산소와 영양분을 심장에 공급하는 혈관인 관상동백에 혈전이 생기거나 동맥경화증에 걸리면 심장으로 가는 혈액의 공급이 원활하지 못하게 되어 순환장애를 일으키게 된다. 그러다가 혈관이 혈전 등으로 완전히 막히면 피가 통하지 못하여 심 근이 괴사를 일으켜 심장근육의 일부분이 발작성 쇼크상태가 되는 심장 질환을 말한다.

b. 원인

주된 원인은 관상동맥경화증이며, 위험인자로서 고혈압, 흡연, 당뇨병, 고지혈증, 비만증 등이 있다.

동맥경화로 인하여 관상동맥이 약 70% 이상 막히게 되면 협심증이 생기고 심하게 좁아진 부위에 혈전 등으로 꽉 막히게 되면 심근경색증이 유발된다.

c. 증상

가슴에 흉통이 30분 이상 지속되며, 가슴 통증과 함께 기운이 빠지고, 숨이 차며, 구역질과 구토를 동반한다.

89. http://www.health.Chosun.com/clinicseardh/

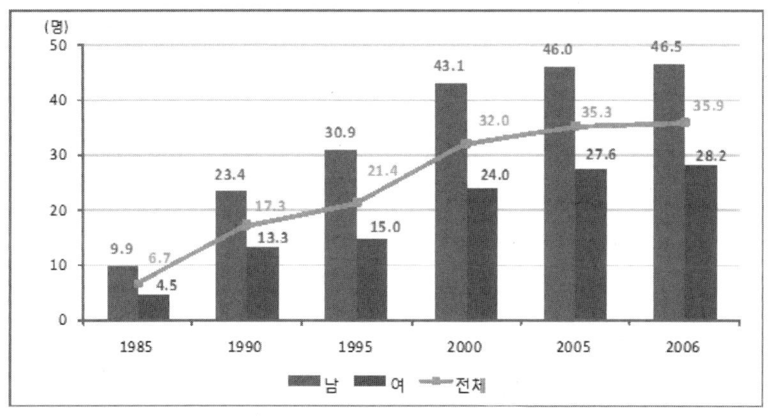


자료 : OECD, OECD Health Data 2009, 2009

[그림 7-2] 허혈성심장질환의 연령표준화 사망률(인구 10만명당)

② **당뇨병**(Diabetes mellitus)[90]

㉠ 당뇨병이란

당뇨병은 인슐린의 분비량이 부족하거나 정상적인 기능이 이루어지지않는 등의 대사질환의 일종으로, 혈중 포도당의 농도가 높아지는 고혈당을 특징으로 하며, 고혈당으로 인하여 여러 증상 및 징후를 일으키고 소변에서 포도당을 배출하게 되는 질병이다.

㉡ 원인

당뇨병은 제1형과 제2형으로 구분되는데, 제1형 당뇨병은 "소아당뇨"라고도 불리며, 인슐린을 전혀 생산하지 못하는 것이 원인이 되어 발생하는 질환이다.

인슐린이 상대적으로 부족한 제2형 당뇨병은 인슐린 저항성(insulinresistance)을 특징으로 한다. 제2형 당뇨는 식생활의 서구화에 따른 고열량, 고지방, 고단백의 식단, 운동부족, 스트레스 등 환경적인 요인이 크게 작용하는 것으로 보이지만, 이 외에 특정 유전자의 결함에 의해서도 당뇨병이 생길 수 있으며, 췌장 수술, 감염, 약제에 의해서도 생길 수 있다.

90. http://www.health.search.naver.com

ⓒ 증 상

혈당이 많이 올라가면 갈증이 나서 물을 많이 마시게 되고, 소변량이늘어 화장실을 자주 가게 되며, 또한 체중이 빠지게 된다. 오랜 기간 고혈당 상태가 유지되면 신체에서 여러 합병증이 발생하는데, 대표적인 것이 망막병증(실명 가능), 신기능장애(신장기능 저하로 심할 경우 투석 필요), 신경병증(저림, 통증)이고, 심혈관계 질환의 위험이 높아지게 된다.

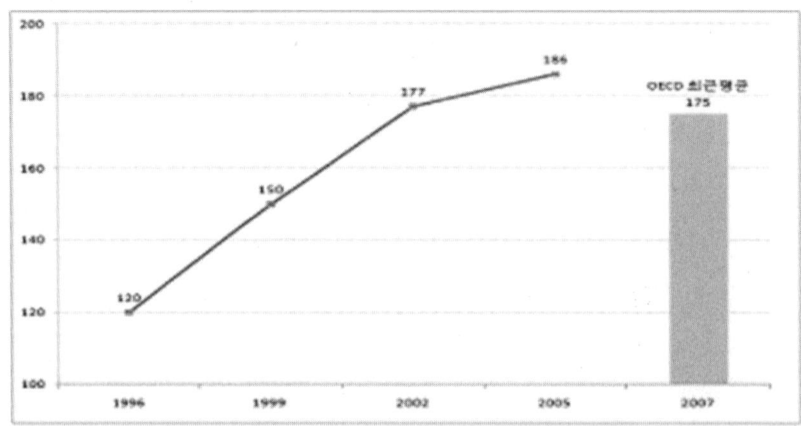


자료 : OECD, OECD Health Data 2009, 2009

[그림 7-3] 당뇨병 유병률(인구 10만명당)

③ 암(癌)[91]

㉠ 암이란

- 신체의 정상세포가 여러 가지 위험인자들로 인하여 정상적인 세포주기의 통제에서 벗어나 변성하여 분열·증식을 초래, 주변의 조직이나 장기 혹은 멀리 떨어진 곳에 전이하는 악성소모성질환이다.
- 암은 크기가 1cm 되어야 임상검사에서 발견할 수 있는데 이런 크기가 되려면 암세포가 10억 개가 모여야 한다. 또한 세포는 분열하므로 하나의 암세포가 30번 분열해서 10억 개의 암세포가 형성된다.

㉡ 암의 분류

- 고형암 : 뇌종양, 두경부종양, 흉부종양, 복부종양, 남성생식기암, 여성생식기암, 피부암, 육종 등

91. http://www.am2ran.com

• 혈액 · 전이암 : 백혈병, 골수종, 림프종, 폐전이, 뇌전이, 뼈간이, 간전이, 원인불명암 등

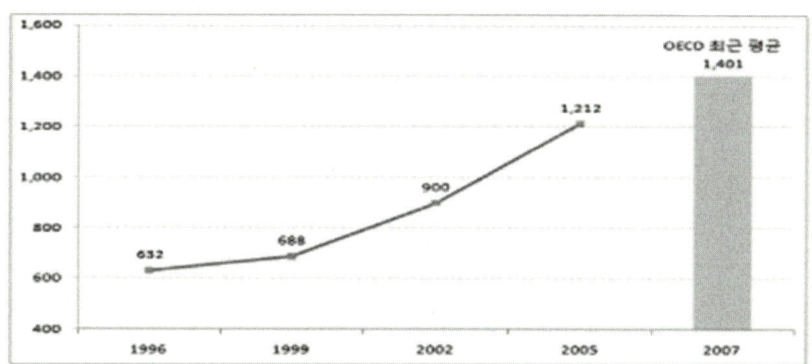


자료 : OECD, OECD Health Data 2009, 2009

[그림 7-4] 암 발생률 현황(인구 10만명당)

## (5) 성인병 예방

• 식생활 관리
• 규칙적인 운동

[표 7-4] 5대 사인순위별 사망률(인구 10만명당)

단위 : 명

| | 1위 | | 2위 | | 3위 | | 4위 | | 5위 | |
|---|---|---|---|---|---|---|---|---|---|---|
| 1997 | 악생신생물 | 112.7 | 뇌혈관질환 | 73.1 | 심장질환 | 35.6 | 운수사고 | 33.3 | 간질환 | 26.0 |
| 1999 | 악생신생물 | 114.2 | 뇌혈관질환 | 72.9 | 심장질환 | 38.9 | 운수사고 | 26.2 | 간질환 | 23.4 |
| 2001 | 악생신생물 | 122.9 | 뇌혈관질환 | 73.7 | 심장질환 | 33.9 | 당뇨병 | 23.8 | 간질환 | 22.2 |
| 2003 | 악생신생물 | 131.1 | 뇌혈관질환 | 75.3 | 심장질환 | 35.3 | 당뇨병 | 25.0 | 자살 | 22.6 |
| 2005 | 악생신생물 | 133.8 | 뇌혈관질환 | 64.1 | 심장질환 | 39.3 | 자 살 | 24.7 | 당뇨병 | 24.2 |
| 2007 | 악생신생물 | 137.5 | 뇌혈관질환 | 59.6 | 심장질환 | 43.7 | 자 살 | 24.8 | 당뇨병 | 22.9 |

자료 : OECD, OECD Health Data 2009, 2009

# 2. 건강 프로그램

## 1) 금연 프로그램[92]

### 1 우리나라 금연정책의 추진 경과

- 우리나라에서는 1995년 국민건강증진법 제정 이후 구체적인 금연정책을 수립하였으며, 2003년 WHO의 담배규제기본협약에 따라 국제적 금연정책과 함께하며 적극적인 금연정책을 수립 추진하고 있다.
- 수립 및 추진 과정
  - 1986년 담배사업법 : 담뱃갑 경고문구 표기 및 담배광고 제한
  - 1994년 담배가격 인상 : 이후 7회에 걸쳐 담배가격 인상
  - 1995년 국민건강증진법 제정 : 금연구역 설정 등 흡연 규제
  - 2001년 담배인삼공사(현 KT&G) 민영화
  - 2002년 대통령 '금연종합대책마련' 지시
  - 담배 성분 중 타르, 니코틴 성분 공개
  - 2003년 금연구역 대폭 확대
- 7월 21일 세계보건기구(WHO)의 담배규제기본협약(FCTC:Fraework Convention on Tobacco Control)에 서명
  - 2004년 담배 자동판매기 성인인증장치 부착
  - 2005년 5월 16일 WHO 담배규제기본협약(FCTC) 비준
- 금연클리닉 운영 시작
  - 2006년 금연 상담전화 등 흡연자 지원프로그램 운영 시작

### 2 우리나라 금연정책의 추진 방향[93]

#### (1) 추진 방향

- 흡연 예방 및 흡연율 감소를 위한 교육, 상담, 치료 등 금연정책 강화

---

92. http://www.hp.go.kr/hpguide/

93. http://www.hp.go.kr/hpguide/

• 비흡연자의 건강과 권리보호를 위한 제도 보완으로 간접흡연 노출 감소
• 금연 환경 조성을 위한 금연 홍보의 다양화

[표 7-5] 「국민건강증진종합계획(Health Plan 2010)」 상의 목표

| 영역 | 목표 | 지표 | | 2001 | 2005 | 2010 |
|---|---|---|---|---|---|---|
| 흡연 예방 | 청소년 흡연율 감소 | 청소년 남자 흡연율 | | 24.8% | 14.5% | 10.0% |
| | | 청소년 여자 흡연율 | | 7.5% | 8.5% | 2.0% |
| | 청소년의 흡연 시도 평균 연령 감소 억제 | 청소년 흡연시도 평균 연령 | | - | 12.0세 | 12.0세 |
| | 청소년의 흡연 시작 평균 연령 감소 억제 | 청소년 흡연시작 평균 연령 | | - | 14.1세 | 14.1세 |
| 금연 | 성인(20세 이상) 흡연율 감소 | 성인 남자 흡연율 | | 61.8% | 52.3% | 30.0% |
| | | 성인 여자 흡연율 | | 5.4% | 5.8% | 2.5% |
| | 금연 시도율 증가 | 흡연성인의 금연시도율 | 남자 | 48.3% | 61.0% | 70.0% |
| | | | 여자 | 38.9% | 59.5% | 70.0% |
| | 금연 결심율 증가 | 성인의 1개월 내 금연 결심율 | 남자 | - | 10.9% | 20.0% |
| | | | 여자 | - | 11.1% | 15.0% |
| | 금연 상담 또는 치료 경험율 증가 | 금연클리닉 이용율 | | - | 1.5% | 10% |
| | | 금연상담전화 이용율 | | - | 0% | 10% |
| 간접 흡연 | 간접흡연 노출율 감소 | 가정 내 간접흡연 경험율 | | | 46% | 8.0% |
| | | 직장 내 간접흡연 경험율 | | | 51.2% | 20.0% |

자료 : http://www.hp.go.kr/hpguide

## (2) 추진 전략

• 금연사업 추진 네트워크의 구성
• 담배규제기본협약이행을 위한 법제도 정비
• 흡연관련 모니터링 강화
• 청소년, 여성, 성인 등 대상자별로 세분화된 교육 · 홍보 실시
• 흡연자에게 다가가는 금연 상담 및 치료 서비스 제공

## 3 금연 프로그램[94]

### (1) 금연 클리닉 운영

→ 전국 253개 보건소 활용

- 지역사회 흡연자를 대상으로 상담 및 금연지원 서비스 제공
- 지역사회에 금연 홍보와 교육을 통해 금연 실천율을 높인다.
  → 흡연율 감소가 궁극적인 목적

### (2) 금연 상담 및 전화 서비스 제공[95]

→ 전문금연교육을 받은 상담사가 전화상담을 통해 대상자의 금연을 돕는 프로그램

**① 전화상담 및 온라인 상담 제공**

- 24시간 서비스 제공
- 금연상담 프로토콜 개발 및 표준화 수행
- 보건소와 금연클리닉과의 효율적인 연계구축
- 신규상담 컨텐츠 개발
- 효과적인 상담평가 및 금연사업 평가체계 구축
- Quit-line 국제협력체계 구축

**② 정보제공**

- 금연관련 근거자료의 수집과 활용체계 마련
- 금연관련 사업과 정책 자료의 수집과 정리
- 흡연 및 금연 관련정보 데이터베이스 구축
- 금연콜센터 Home page 컨텐츠 강화 및 기능 활성화
- 근거기반 정책자원 기반 마련

**③ 교육 및 홍보**

- 대상자별 및 주제별 금연교육 및 홍보

---

94. http://www.hp.go.kr/hpguide/

95. http://www.nosmoke guide.or.kr

- 금연상담사 보수 교육 프로그램 개발 및 수행
- 금연 붐 조성을 위한 대규모 캠페인 기획 및 추진
- 기타 금연관련 교육 홍보 추진

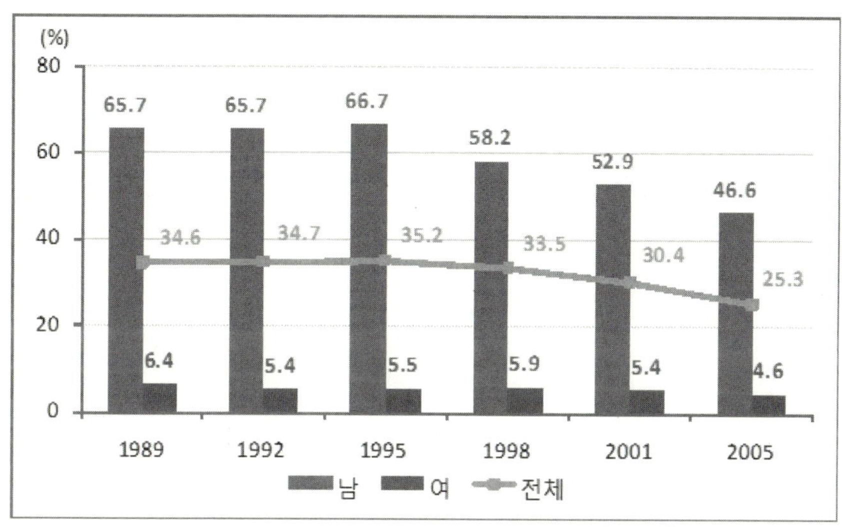


자료 : 한국보건사회연구원

[그림 7-5] 15세이상 흡연인구 비율

## 2) 스트레스관리 프로그램

### 1 스트레스의 정의[96]

- 스트레스는 원래 물리학에서 사용되던 용어 → '물체에 가해지는 힘'을 의미
- 이것이 의학에 적용되어 '부담을 주는 육체적, 정신적 자극'으로 이러한 자극이 가해졌을 때 그 생체가 나타내는 반응을 의미
- 부담을 주는 자극을 '스트레서(스트레스 인자)', 자극에 대한 개인 반응을 '스트레스'라고 구분한다.

96. http://www.nosmoke.or.kr/stress

## 2 스트레스 원인[97]

### (1) 외적 원인(External stressor)

① **물리적 환경** : 소음, 강력한 빛, 열, 한정된 공간 등
② **사람과의 사회적 관계** : 무례함, 명령, 타인과의 의견충돌 등
③ **조직사회** : 규칙, 규정, 형식절차, 마감시간 등
④ **생활 중 큰 사건** : 친족의 죽음, 직업상실, 명퇴, 자녀 탄생 등
⑤ **일상 복잡한 일** : 출퇴근, 열쇠 분실, 기계적 고장, 금융사기 등

### (2) 내적 원인(Internal stressor)

① **생활양식의 선택** : 카페인, 충분하지 못한 수면, 과중한 스케줄 등
② **부정적인 자신과 대화** : 비판적인 생각, 자신 혹평, 과도한 분석 등
③ **마음의 올가미(mind traps)** : 비현실적인 기대, 독선적인 소유, 전부 아니면 아무것도 아니라는 생각, 과장되고 경직된 사고 등
④ **스트레스가 잘 생길 수 있는 개인 특성** : 성취 지향적, 강박적인 성격, 조급하고 도전적인 성격, 완벽주의자, 일벌레 등

**※ 우리가 받는 스트레스는 대부분 실제로 자기 스스로 만들고 있다는 점에 주의 한다.**

## 3 스트레스 종류[98]

① **신체적 스트레스** : 약물사용, 흡연, 수면 부족, 상해, 질병 등
② **정서적 스트레스** : 인간적 상실감, 죽음, 이혼, 별거 등
③ **정신적 스트레스** : 갈등, 혼동, 과다한 업무, 자기비하 등
④ **영적 스트레스** : 도덕감 결여, 인간성 상실, 인생철학 부재 등
⑤ **사회적 스트레스** : 사회관계 결여, 조롱, 차별 등

---

97. http://www.Chollian.net
98. http://www.allQ.co.kr/stress

## 4 스트레스 증상[99]

스트레스의 강도나 지속시간 등에 따라 다양한 증상과 함께 질환으로까지 발전 할 수 있으며, 증상의 발현은 사람에 따라 매우 다양하지만 다음과 같이 나누어 볼 수 있다.

**① 신체적 증상**

두통, 어지러움, 심계항진, 가슴 답답, 가슴 통증, 식욕부진, 소화불량, 전신 근육의 경직이나 통증(주로 뒷목이나 어깨), 사지 저림현상, 피로, 땀, 안면홍조 등

**② 정신적 증상**

불면, 집중력 저해, 기억력 감퇴, 우유부단, 마음이 텅빈 느낌, 혼동, 유머 감각 소실 등

**③ 감정적 증상**

신경과민, 불안초초, 우울증, 분노, 좌절감, 근심, 걱정, 성급형, 인내 부족 등

**④ 행동적 증상**

안절부절, 신경질적인 행동(손톱 깨물기, 발떨기 등), 과음이나 과식, 흡연 과다, 울거나 욕설, 물건을 던지는 행동 등

## 5 스트레스 예방법[100]

자신의 스트레스에 따라서 해결책이나 예방법은 다르나 일반적으로 시행할 수 있는 방법은 다음과 같다.

- 과로와 음주를 피한다.
- 가벼운 운동 습관을 갖는다.
- 복식호흡을 한다.
- 편안한 잠자리를 마련한다.
- 과거의 일이나 사소한 일에 얽매이지 않는다.

99. http://www.ori-medi.org/clinic/stress

100. http://www.Clinivie.com/stress

- 포기할 부분을 잘 선택한다.
- 편안한 대화 상대를 찾는다.
- 정기적으로 자신만을 위한 시간을 갖는다.

**※ 스트레스 해소를 위한 몇 가지 원칙**[101]

레이먼드 플래너리(Raymond Fla-nnery, Jr.) 박사의 연구결과

- 자제력을 쉽게 회복한다.
- 장기적인 즐거움이나 행복을 위해 당장 눈앞에 보이는 쾌락을 거부할 수 있는 결단력이 있고, 업무 과제에 정신을 집중해서 임무를 완수할 수 있는 능력을 지닌다.
- 건강하게 오래 살기 위해 건강식을 즐기고, 규칙적인 운동과 명상으로 자신을 위한 휴식시간을 갖는다.
- 우수한 사교 능력뿐 아니라 상대를 독려하는 여유가 있어 친구들의 정신적 성원을 받고 있다.

## 6 스트레스 검사[102]

Holmes와 Rahe가 스트레스를 정량화하기 위해 개발한 검사지이다.

| 생활상의 사건 | 스트레스값 | 생활상의 사건 | 스트레스값 |
|---|---|---|---|
| 배우자의 죽음 | 100 | 배우자와말다툼 수 변화 | 35 |
| 이혼 | 73 | 담보, 대출금의 손실 | 30 |
| 부부의 별거생활 | 65 | 업무상 책임의 변화 | 29 |
| 구금 | 63 | 자녀의 독립, 별거 | 29 |
| 친족의 죽음 | 63 | 친척과의 불화 | 29 |
| 부상이나 질병 | 53 | 개인적인 성공 | 28 |
| 결혼 | 50 | 아내의 취직이나 이직 | 26 |
| 해고 | 47 | 자녀의 취학, 졸업, 퇴학 | 26 |
| 퇴직 | 46 | 생활조건의 변화 | 25 |
| 가족의 질병 | 44 | 개인적인 습관의 변경 | 24 |

101. http://www.smc.or.kr/health

102. http://www.ori-medi.org/clinic/stress

| 임신 | 40 | 상사와의 불화 | 23 |
|---|---|---|---|
| 성적장애 | 39 | 업무시간 업무조건의 변화 | 20 |
| 새로운 가족구성원의 증가 | 39 | 주거의 변경 | 20 |
| 직업상의 재적응 | 39 | 전학 | 20 |
| 경제상태의 변화 | 38 | 사회활동의 변화 | 18 |
| 친구의 죽음 | 37 | 휴가 | 13 |
| 전직 | 36 | 가벼운 위법행위 | 11 |

**※ 6개월~1년간의 체크 값을 합산하여 확인한다.**

**총 150 이하 - 심각한 건강상의 변화가 일어날 확률 30%**

**총 150~300 - 심각한 건강상의 변화가 일어날 확률 50%**

**총 300 이상 - 심각한 건강상의 변화가 일어날 확률 80%**

## 3) 절주 프로그램

### 1 절주에 대한 정의[103]

적절한 음주로 자신과 타인에게 정신적, 신체적 그리고 사회적인 피해를 주지 않을 정도로 알맞게 마시는 것을 의미한다.

### 2 음주와 건강[104]

#### (1) 중추신경계에 미치는 영향

① **청력** : 소리구분과 구분능력 저하
② **미각과 후각** : 미각과 후각의 저하로 식욕 저하
③ **시간과 공간의 구분 능력** : 시공에 대한 인지 능력 저하
④ **시각** : 색감의 저하
⑤ **운동력 및 판단력** : 근육 조절이 저하되고 반응시간이 길어지며, 판단

103. http://www.daegu.go.kr
104. 윤순녕 外 7인, op. cit., pp.183~186

력 저하

⑥ **성적 능력** : 성욕은 항진되나 신체적 반응 저하

⑦ **창의력** : 업무의 생산성 저하

⑧ **수면** : 정상적인 수면리듬이 깨짐

⑨ **기억력** : 만취 당시 기억력 부재

### (2) 간에 미치는 영향

급성 지방간, 알코올성 간염, 간경변 등이 발생될 수 있고, 체내 축적 시 생명에도 악 영향을 미칠 수 있다.

### (3) 위장에 미치는 영향

- 위장 점막의 자극으로 위염이나 위궤양 발생가능
- 중독 시는 췌장의 인슐린 합성 능력 손상으로 당뇨병 발병 가능

### (4) 심혈관계에 미치는 영향

- 혈압이 상승되고 심장발작의 위험도 증가 가능
- 혈중 지질농도의 증가로 동맥경화증 초래 가능

### (5) 암 발생에 미치는 영향

구강암, 설암, 인두암, 후두암, 식도암, 위암, 간암, 폐암, 췌장암, 대장암,직장암 등의 발생 위험이 10배 이상 증가 가능

### (6) 생식계에 미치는 영향

- 남성은 발기부전, 정자 수 감소, 남성호르몬 농도 저하 등 초래
- 여성은 월경불순, 불임, 유산 및 태아 알코올증후군 등 발생 가능

## 3 음주의 사회적 영향[105]

### (1) 가정생활에 미치는 영향

과음과 잦은 음주는 자신의 신체와 정신적인 문제뿐만 아니라 가족 구성원의 정서와 생활에 부정적인 영향을 미친다.

### (2) 직장생활에 미치는 영향

- 음주 시 잦은 결근율과 근무 태만으로 인하여 업무 생산성이 저하된다.
- 음주 후의 작업은 업무의 효율성이나 정확도를 감소시킨다.

### (3) 근로자의 행동과 안전에 미치는 영향

- 생각과 행동을 조절하는 대뇌작용이 둔해져 판단능력과 대처능력이 떨어진다.
- 작업장에서 근로자의 안전에 심각한 결과를 초래할 수 있다.
- 동료, 상사 또는 고객들과 불필요한 의견충돌, 충동적 행동 등으로 좋지못한 인간관계를 만들 가능성이 크다.

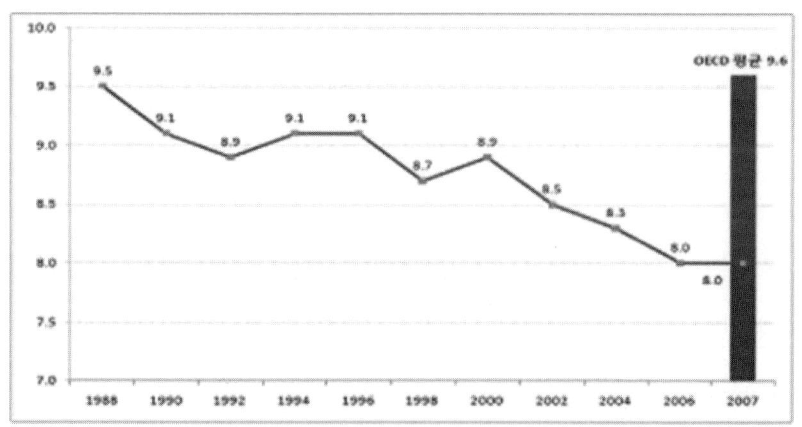


자료 : OECD, OECD Health Data 2009, 2009, 한국보건사회연구원

[그림 7-6] 15세 이상 주류 소비량

105. http://www.kbhealth.org/건강경북 365

## 4 절주 방법[106]

### (1) 건정한 음주문화를 정착시키기 위한 방법

- 술을 가까이 두지 말자.
- 술을 권하지 말자.
- 음주로 인하여 발생하는 문제점에 대하여 책임을 진다.
- 건전한 놀이 문화의 정착이 필요하다.

### (2) 구체적인 절주 방법[107]

- 하루 50g 이하의 알코올만 마시고 가급적 알코올 함량이 낮은 것을 마신다.
- 일주일에 2회 정도만 마신다.
- 공복엔 가급적 술을 마시지 않는다.
- 술을 천천히 마시고, 안주는 충분히 먹는다.
- 술을 섞어 마시지 않고, 독한 술은 희석시켜 마신다.
- 구토가 나면 참지 말고 하는 것이 좋다.
- 술을 마시는 중에 담배나 짠 음식은 삼가는 것이 좋다.
- 숙취 해소 음료는 음주 후에 마시고, 숙취는 충분히 푼다.
- 음주 후 목욕은 피하고, 특히 뜨거운 물의 목욕이나 사우나는 피하는 것이 좋다.
- 자신의 음주 계획을 세워 놓고 이를 준수하도록 노력한다.

**[표 7-5] 20세 이상 음주인구 비율**

단위 : %

| 년도 | 안마신다 | 마신다 | 음 주 횟 수 | | | | |
|---|---|---|---|---|---|---|---|
| | | | 월 1회 | 월2~3회 | 주1~2회 | 주3~4회 | 거의매일 |
| 2006년 | 26.8 | 73.2 | 29.6 | 31.0 | 24.4 | 9.6 | 5.3 |
| 2008년 | 31.4 | 68.6 | 26.3 | 30.8 | 26.9 | 11.1 | 4.9 |

※ 지난 1년 동안 술을 한잔이상 마신 사람의 비율
자료 : 통계청「2008년 사회조사보고서」

106. http://www.daegu.go.kr
107. http://www.kbhealth.org/건강경북 365

# 3. 사고와 안전관리

## 1) 사고

### 1 사고와 안전의 정의

#### (1) 사고(事故)

- 뜻밖의 불행한 사건(위키백과)
- 첫 눈에 보고 그것을 상해라고 할 수 있는 예기치 못한 사건(WHO)
- 적어도 하루 정도로 평상시 활동이 제한되는 상해를 사고로 본다.(미국 공중위생부 The National Health Survey)
- 인간을 사망하게 하거나 손상하게 하거나 재산에 손실을 주거나 하는 예측하지 못한 사건(전국미국안전의회 National Safety Council)[108]

따라서 사고란 원하지도 않고 계획하지도 않은 사건이 발생하였을 때를 지칭한다.

→ 우리 생활 주변의 사고는 부주의한 사고가 98%, 자연사고가 2% 정도이다.

#### (2) 안전

위험으로부터 오는 사망, 상해 및 질환 또는 재산상의 손실과 같은 손해를 방지 또는 극소화 시키려고 시도하는 상태이다.

→ 고통으로 부터의 자유(Freedom from pain)

#### (3) 안전문화

**① 안전문화란**[109]

안전제일의 가치관이 개인 또는 조직구성원 각자에 충만되어 개인의 생활

108. 장창곡 外 3인, op. cit., p.346

109. http://www.kosha.or.kr

이나 조직의 활동 속에서 의식, 관행이 안전으로 체질화된 상태로서 인간의 존엄과 가치의 구체적 실천을 위한 모든 행동방식이나 사고방식, 태도 등 총체적인 의미이다.

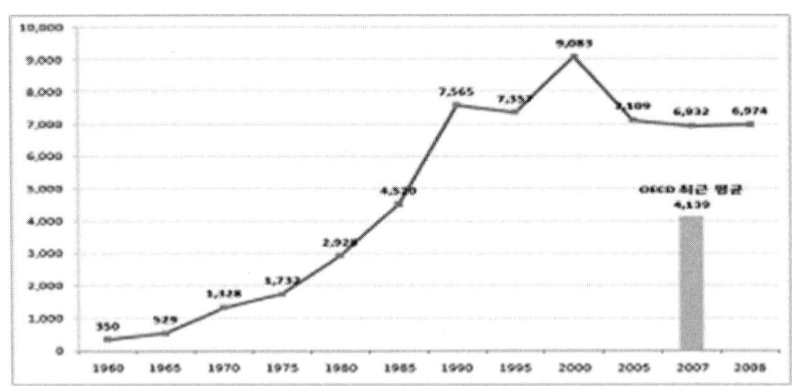

자료 : OECD, OECD Health Data 2009, 2009

**[그림 7-6] 도로교통사고 상해(인구 100만명당)**

## 2 사고의 실제

### (1) 가정내 안전 사고[110]

① **개요**

- 가정내 위해의 발생 원인은 식료품 및 기호품, 토지 건물 및 설비, 특히 현관, 계단, 복도, 욕실 등에서의 추락이나 미끄러짐, 충돌 등의 사고가 대부분인 것으로 조사되었다.
- 연령별로는 10세 미만의 어린이가 64.3%, 60세 이상의 노인이 58.4%가 가정내 사고에서 경험을 하였다.

② **안전사고 예방을 위한 습관**

㉠ 위험요소 점검 하기 : 안전한 방법을 항상 생각하고 가정 내 사고 원인이 될 수 있는지를 항상 살펴본다.

㉡ 위험 방지 및 대처 방법 습득하기 : 가족들을 주의시키고 위험 요소가 될 수 있는 것들을 미리미리 확인하고 적절한 대처 방법을 확인한다.

110. http://www.vitamin md.org

ⓒ 신속히 조치하기 : 위험이 발견될 시 대처방법을 신속하게 결정하고 대처한다.

**③ 가정 내 안전 사고의 종류**

㉠ 화재 안전 사고

- 가족들과 함께 화재발생 시의 대피통로를 계획하고 연습하는 예방 필요
- 전선, 플러그, 가연성 물질 등에 주의
- 가정용 소화기 비치와 작동 요령 숙지
- 겨울철 난방기구 사용 시 안전 수칙 숙지

㉡ 주방에서의 안전 사고

- 뜨거운 국물 등에 주의
- 식칼이나 과도 등의 보관에 주의하고 아이들의 접근 금지
- 아이가 있는 가정에서는 늘어진 식탁보 사용 금지 등

㉢ 가스 안전 사고

- 가스벨브, 코크, 압력계 등의 정상 작동 여부
- 가스 공급 호수의 파손 주의
- 가스레인지 미사용시 중간 벨브 반드시 잠그기

㉣ 미끄러지거나 낙상의 안전 사고

- 욕실에 미끄럼 방지 깔게 설치
- 계단에는 손잡이나 미끄럼 방지 장판 설치
- 베란다 쪽 창문에 보호대나 난간 설치
- 영유아가 있는 집에서는 반드시 창문에 잠금장치 설치
- 창살은 어린이의 머리가 들어갈 수 없도록 간격을 좁게 하기

㉤ 전기 안전 사고

- 플러그에 덮게 설치하기
- 전기제품을 사용하지 않을 시는 코드 뽑기
- 다림질 시 특별히 주의하기
- 물 묻은 손으로 전기 코드를 만지지 않기

㉣ 가정내 어린이 안전 사고[111]

- 어린이 안전사고의 63%가 가정 내에서 발생
- 부모대상 가정 내 안전사고 예방교육 필요

111. http://www.mw.korea.kr/gonews

[표 7-6] 아동(14세미만) 안전사고 현황

| 구분 | 2007년 | 2008년 | 2009년 |
|---|---|---|---|
| 전체 아동안전사고 건수 | 5,431 | 9,421 | 11,427 |
| 가정내 아동안전사고 건수 | 2,794 | 5,576 | 7,299 |
| 비 율 | 51.4% | 59.2% | 63.3% |

자료 : 보건복지가족부

### (2) 산업장 사고

#### ① 개념

㉠ 산업안전보건법

산업장 재해란 근로자가 업무에 관계되는 건설물, 설비, 원재료, 가스, 증기, 분진 등에 의하거나 작업, 기타 업무에 기인하여 사망 또는 부상 당하거나 질병에 이환되는 것이다.

#### ② 종류[112]

㉠ 사망재해(Fatal accidents) : 인명손상을 중심으로 해서 사망을 가져오는 것

㉡ 주요재해(Major accidents) : 입원할 정도의 상해가 일어나는 것

㉢ 경미재해(Minor accidents) : 통원(외래)할 정도의 상해가 일어나는 것

㉣ 유사재해(Near accidents) : 상해없이 재산 피해만을 가져오는 것

[표 7-7] 업무상 사고 및 질병

| 구분 | | 2010. 1 ~ 3 | | 2009. 1 ~ 3 | |
|---|---|---|---|---|---|
| 사 고 | 계 | 21,434 | 91.5% | 19,746 | 91.8% |
| | 부상자 | 21,127 | 90.2% | 19,406 | 90.2% |
| | 사고사망자 | 307 | 1.3% | 340 | 1.6% |
| 질 병 | 계 | 1,992 | 8.5% | 1,763 | 8.2% |
| | 이환자 | 1,778 | 7.6% | 1,563 | 7.3% |
| | 질병사망자 | 214 | 0.9% | 200 | 0.9% |

자료 : 한국산업안전보건공단

112. 김동석, op. cit., p.235

③ **산업장 사고의 발생 원인**[113]

㉠ **환경적 요인**

- 실내온도가 20℃에서 가장 적게 발생
- 조명의 불량, 조도의 불균형, 분진, 가스발생 등의 원인
- 소음이 80dB 이상이면 소음증대 만큼이나 작업착오도 증가
- 시설물의 미비와 불량, 작업환경의 불량, 작업장의 정리, 정돈의 태만, 부적절한 공구사용 및 부적합, 노동시간의 과대, 휴식시간의 부족, 재료, 취급품 등의 부족 등이 원인

㉡ **인적 요인**

- 관리적 결함 : 감독기관의 소홀, 산업장의 자체관리에 의한 태만성, 보건교육의 미실시 등
- 작업장 결함 : 작업의 미숙, 작업지시의 부족, 불량한 작업방법,복장불량, 작업 속도의 부적합 등
- 생리적 결함 : 체력부족, 신체적 · 정신적 결함, 수면부족, 월경관계 및 임신, 음주, 약물중독, 심신의 피로, 부주의 등

④ **방지대책**[114]

- 안전관리 지도요령에 따라 적절하고 구체적인 재해방지 계획을 수립하기
- 산업장의 감독과 지도, 근로환경의 개선, 기계설비, 근로조건의 개선에 대한 집단지도 필요
- 안전교육과 보건교육 실시하기
- 근로자를 적재적소에 배치하기
- 의료, 구급제도를 수립하여 실시하기
- 안전보건에 관한 표어나 포스터 부착하기
- 타 부서의 협조와 유기적인 연계가 필요

113. 고한철 외 5인, op. cit., p.278
114. 김기훈 외11인, op. cit., p.229

## 2) 응급처치

### 1 개념

- 갑작스런 질환, 외상, 중독 등에 대하여 의사에게 진찰, 치료를 받을 때까지의 일시적인 처치 혹은 방치하면 단시간 내에 사망할 환자에 대해 의사 또는 그에 준하는 자가 하는 처치를 말한다.[115]
- 긴급을 요하는 사고에 대한 임시적인 조치

### 2 응급처치의 원칙[116]

- 우선 환자의 상태를 파악하기
- 환자의 부상상태가 어떠한지 자세히 살펴서 신속히 대처하기
- 환자를 함부로 움직이지 않도록 한다.
- 의식이 없는 환자에게 구강으로 음식물을 섭취시키지 않는다.
- 출혈이 있을 시는 지혈을 우선적으로 실시하기
- 전문 의료인에게 연락하여 치료를 받도록 한다.

### 3 응급의료에 관한 법률

#### (1) 목적

이 법은 국민들이 응급상황에서 신속하고 적절한 응급의료를 받을 수 있도록 응급의료에 관한 국민의 권리와 의무, 국가, 지방자치단체의 책임, 응급의료제공자의 책임과 권리를 정하고 응급의료자원의 효율적인 권리를 위하여 필요한 사항을 규정함으로써 응급환자의 생명과 건강을 보호하고 국민의료의 적정을 기함을 목적으로 한다.

115. 야후 백과사전)
116. 백원칠, op. cit., pp.443~444

### (2) 응급환자

질병, 분만, 각종 사고 및 재해로 인한 부상이나 기타 위급한 상태로 인하여 즉시 필요한 응급처치를 받지 아니하면 생명을 보존할 수 없거나 심신상의 중대한 위해가 초래될 가능성이 있는 환자 또는 이에 준하는 자로서 보건복지부 령이 정하는 자

### (3) 응급의료

응급환자의 발생부터 생명의 위험에서 회복되거나 심신상의 중대한 위해가 제거되기까지의 과정에서 응급환자를 위하여 행하여지는 상담, 구조, 이송, 응급처치 및 진료 등의 조치

### (4) 응급처치

응급의료행위의 하나로서 응급환자에게 행하여지는 기도의 확보, 심장박동의 회복, 기타 생명의 위험이나 증상의 현저한 악화를 방지하기 위하여 긴급히 필요로 하는 처치

## 4 응급처치 방법

### (1) 인공호흡법

**① 종류**

- 구강 대 구강법
- 구강 대 비강법
- 흉곽압박 손거상법

**② 인공호흡 실시 시 주의사항**[117]

- 환자의 자세를 기도가 열릴 수 있도록 가능한 머리를 뒤로 젖히고 턱 을 앞으로 내민 자세로 위치하게 한다.
- 만약 구강내에 이물이 있을 때에는 손으로 이물을 제거한 후에 혀를 앞으로 집어 넣어 기도가 열리도록 한다.
- 인공호흡은 처음에는 1분에 5~10회를 실시하다가 점점 늘려서 15~20회 정도로 실시한다. 환자 스스로가 호흡을 시작하면 인공호흡 횟수를 조정할 필요가 있다.
- 인공호흡과정에서 환자가 숨을 내쉴 때에 잡음이 나면 턱을 처들어서 기도가 막히지 않도록 하여야 한다. 배가 부풀어 오를 경우에는 식도를 통해서 공기가 들어간 것이므로 배를 천천히 압박하여 배기시켜 주어야 한다.
- 환자 스스로 호흡이 시작되면 호흡에 지장을 줄 수 있는 요소들을 제거하여야 한다.

### (2) 응급처치 방법

**① 지혈의 중요성**

- 혈액은 우리 인체에서 세포들의 대사 활성화를 위해 지속적인 영양공급을 담당한다.
- 성인의 총 혈액량은 여성 4~5ℓ, 남성 5~6ℓ로 체중의 8% 정도를 차지한다.
- 혈액이 손실시 생명에 위험을 주므로 위험에 처했을 때는 신속하게 알맞은 지혈의 응급처치가 필요하다.

**② 지혈법 시 주의사항**[118]

- 작은 외상은 출혈부위를 멸균 탈지면이나 거즈로 직접 압박을 한다.
- 손, 팔, 발, 다리 등의 심한 외상은 지혈대를 이용하는 것이 좋다.
- 코피가 날 때는 머리를 뒤로 젖히고, 코에 얼음 찜질을 하는 것이 혈관수축에 도움을 주며, 탈지면으로 코 속이 꽉 차도록 막는 것도 기압과 혈괴 형성에 도움을 준다.

---

117. 김동석 외 17인, op. cit., pp.461~462
118. 문성기 외 12인, op. cit., p.366

• 내출혈이나 상처에 박힌 큰 이물 등은 함부로 처치하지 말고 전문의에게 맡기는 것이 좋다.

### (3) 쇼크 예방법[119]

**① 쇼크란**

• 정신적인 충격이나 큰 부상등으로 심신이 허약한 사람에게 잘 발생
• 쇼크의 주증상 : 초조, 피부의 창백, 불안, 맥박의 불규칙이나 빈맥,호흡의 일시정지나 미약, 식은 땀 등

**② 쇼크의 응급처치**

• 부상자를 편한 상태로 하되, 머리를 낮게 하고 보온조치를 하는 것이좋으며, 증상에 따라 수분공급을 하는 것이 좋다.
• 의식이 없을 때는 고개를 옆으로 하거나 정면으로 하여 머리를 다소 높이는 것이 좋으며, 빨리 의학적인 처치를 받도록 하여야 한다.
• 쇼크환자에게는 무책임한 말이나 난폭한 운반과 불필요한 취급을 절대로 하지 않도록 한다.

### (4) 화상 예방법

**① 화상이란[120]**

전기나 열이 있는 물질, 방사능 물질, 화학물질 등에 의해 세포의 단백질의 변화로 세포가 파괴되고, 주위 조직을 침해하여 피부나 호흡기계 혹은 상부소화기계의 점막에 손상을 주는 상처를 의미한다.

**② 화상의 종류[121]**

㉠ 화염 화상 : 불에 의한 피부화상, 유독가스의 흡입에 의한 호흡기 손상과 중독
㉡ 열탕 화상 : 뜨거운 액체에 의한 화상
㉢ 접촉성 화상 : 전기밥솥, 난로 등의 접촉에 의한 화상
㉣ 전기 화상 : 감전에 의한 화상

119. 김동석 외 17인, op. cit., pp.465
120. 백원칠, op. cit., pp.450
121. http://www.kumihongmun.co.kr

ⓜ 화학 화상 : 광선이나 알칼리 등의 화학 약품에 의한 화상
ⓗ 기타 : 일광 화상이나 방사선 노출에 의한 화상

**③ 화상의 분류**[122]

ⓐ 1도 화상 : 상피층에만 국한된 손상으로 수포는 없으나 홍반과 약간의 부종이 생기면서 통증을 유발하며, 대개 1주일 이내에 치유되며 태양화상이 해당한다.
ⓑ 2도 화상 : 상피층과 진피층의 일부가 손상되어 림프관과 모세혈관에서 나온 액체들이 든 수포가 발생하지만 상피의 재형성은 가능하다. 2~3주에 치유될 수 있으나 감염으로 인해 3도 화상으로 진전될 수 있으며, 열탕화상이 해당한다.
ⓒ 3도 화상 : 피하조직까지 파괴되는 화상으로 심한 부종이 나타나고, 상처의 조직에 괴사가 일어나 자연 치유는 어렵고, 피부이식수술이 필요하며 흉터가 남을 수 있다.

**④ 응급 처치**

- 화상의 원인이 되는 물질을 제거하여 추가적인 손상을 방지
- 신체의 일부분이 화상을 입은 경우 깨끗한 차가운 물로 10분 정도 씻어서 남은 화학물질이나 열기로 인한 추가적인 손상을 방지하기
- 화상 부위에 가까운 반지나 시계 등 악세서리 등을 제거하기
- 화상을 입은 부위를 깨끗한 거즈나 천으로 덮은 후 의사의 치료 받기
- 전기화상의 경우 부정맥이나 심정지 등의 가능성이 있으므로 반드시 병원 방문이 필요
- 화상부위가 감염되면 화상이 깊어지므로 가능한 오염될 수 있는 것들은 피하기

### (5) 약물중독의 예방법[123]

**① 정의**

약 또는 독이 입을 통한 섭취나 호흡으로 인한 흡입, 피부를 통한 흡수, 주사 등의 형태로 인체에 들어와 건강에 해로운 영향을 미치는 상태

122. 백원칠, op. cit., pp.450
123. 네이버 백과사전(두산백과사전)

**② 약물중독을 일으키는 약품**

살충제, 제초제, 진정제, 수면제, 살서제, 진통제(아스피린이나 아세트아미노펜), 아편, 코카인, 대마초 등

**③ 응급처치**

- 환자의 의식을 확인하여 의식이 없는 경우 머리를 위로 젖히고 턱을 들어 주어 기도를 유지
- 한 손으로 입을 열고 다른 손으로는 타액, 구토물 등 구강 내에 있는 이물을 제거하기
- 맥박과 호흡을 체크하여 필요시 인공호흡을 실시하고 바로 병원으로 이송하기
- 독을 흡입한 경우 즉시 신선한 공기가 있는 곳으로 환자를 이송하며 피부에 묻은 경우는 오염된 옷을 벗긴 후에 오염부위를 흐르는 찬물에 15~20분 정도 씻어 주기
- 독극물을 마신 경우에는 바로 병원으로 이송하며, 특히 독을 삼킨 사람의 인두를 눌러 구토를 유발하거나 독물을 중화 시키기 위해 날계란, 소금, 식초, 오렌지 주스 등을 먹이지 않도록 주의한다.

**④ 예방법**

- 어린이가 혼자 있을 때는 독성물질을 가까이 두지 않는다.
- 어린이에게 약을 맛있는 것이라고 말하지 않는다.
- 조제약은 전문의에게 처방받은 사람만 복용한다.
- 설명을 읽지 않고 약을 주거나 복용하지 않는다.
- 약장에 남아 있는 약은 정기적으로 정리한다.
- 살충 스프레이, 구강세정제, 제초제 등은 잠금장치가 있는 장소에 보관한다.

Chapter

# VIII 보건관리 (Health Service & Administration)

## 1. 보건행정

### 1) 정의

- 국민 보건에 관한 행정
- 공중보건의 목적을 달성하기 위하여 공공의 책임 아래 수행하는 행정활동으로 국민의 생명연장, 질병예방 및 정신적 · 육체적의 효율적 증진 등을 도모하기 위하여 행하여지는 활동을 말한다.

### 2) 보건행정의 특징[124]

- 공공성 및 사회성
- 봉사성
- 조장성 및 교육성
- 과학성 및 기술성

124. 김병우 外 10인(2000), 공중보건학, 현문사, p.356

### 3) 보건행정의 분야[125]

#### 1 일반보건행정

- 예방보건 행정 : 예방의학적 기술을 적용하여 질병예방이 주업무
- 환경위생 행정 : 생활환경의 여러 요건을 개선하여 근원적으로 질병을 예방하며, 적극적으로 건강과 생산능률을 증진시킨다.
- 보건위생 행정 : 건강과 체력의 적극적인 증진을 목적으로 영양개선, 정신보건, 위생보호, 인구문제 등에 적극 대처

#### 2 의무행정

- 의료인의 면허, 자격시험, 양성 등 관리
- 의료를 담당하는 기관의 정비 등 관리

#### 3 약무행정

- 의약품, 의료용구 등의 생산, 배급, 판매 등에 관한 행정
- 약사의 신분, 업무 등의 문제, 독물 · 극물의 취체, 마약 · 대마, 각성제 등의 취체 관리

#### 4 우리나라 보건행정 조직도

- 우리나라의 보건행정은 중앙과 지방자치단체로 이원화 되어 있다.
- 보건사업은 중앙정부의 주도하에 수행되고 있다.

---

125. 김기훈 外 11인, op. cit., pp.290~291

### (1) 보건복지부

① **임무** : 사회적 위험으로부터 국민을 지키고 사회통합을 증진하며, 사람에 대한 투자와 사회서비스의 제공을 통하여 국민의 삶의 질 향상과 국가발전에 기여한다.

② **비젼** : 국민 누구나 건강하고 행복이 넘치는 희망사회 실현

③ **구체적인 업무 계획**[126)]

㉠ 평생복지 안전망 확충
- 국민연금 개혁
- 건강보험 재정 안정
- 기초생활 급여체계 개편
- 장애인 삶의 질 개편

㉡ 경제성장과 함께하는 보건, 복지
- 보건의료산업 육성
- 복지서비스 시장성
- 일을 통한 복지
- 국민연금의 전략적 운용

㉢ 미래에 대비하는 가족정책
- 포괄적 가족정책 강화
- 보육정책 개편
- 건강한 아동과 청소년 육성
- 노인장기요양보험 실시

㉣ 국민의 건강과 안전보장
- 국민건강안전망 구축
- 예방적 건강관리
- 식품 안전관리 강화

⇒ "일할 능력이 있는 사람에게는 일자리를, 도움이 필요한 사람에게는 국가가 따뜻한 손길을 제공"하는 능동적 복지를 실천한다.

126. http://www.mw.go.kr

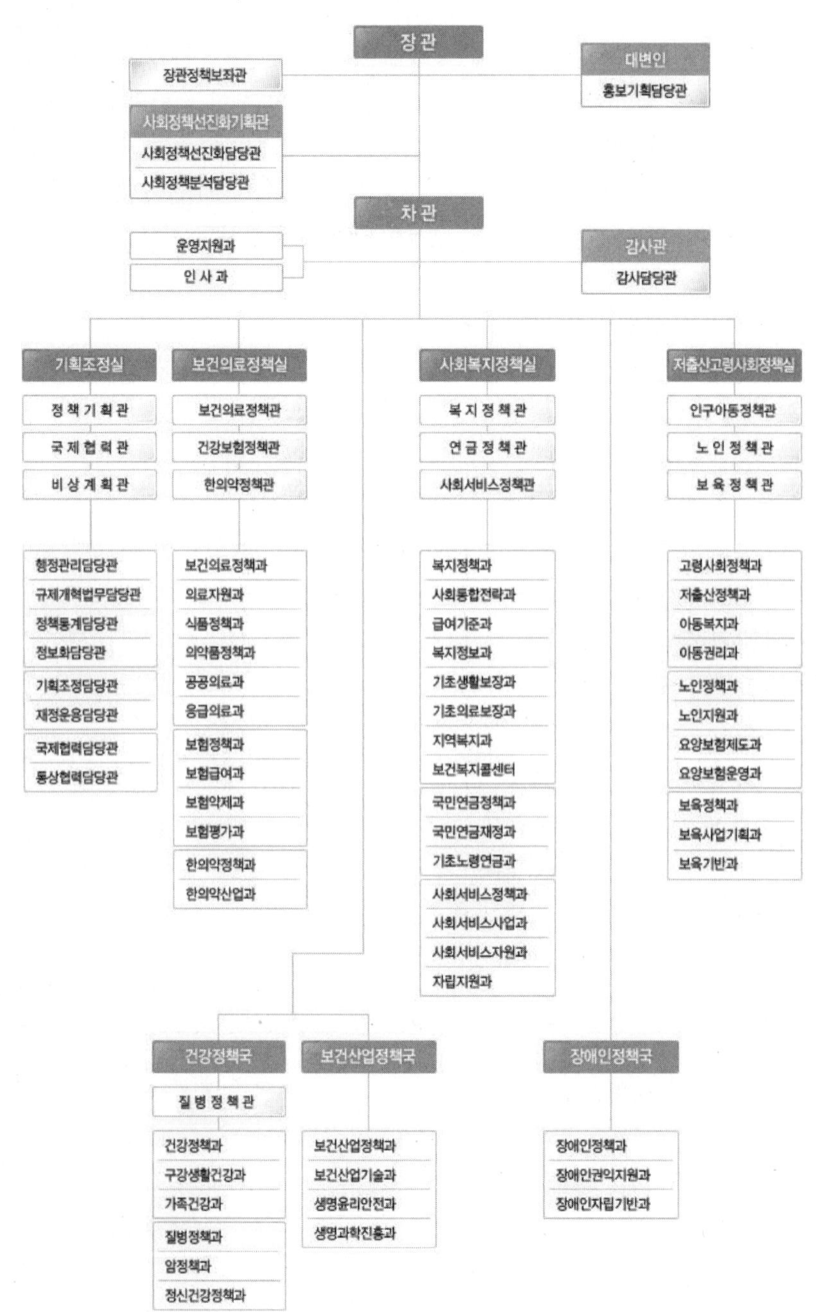


자료 : 보건복지부

[그림 8-1] 우리나라 보건복지부의 조직도(2010년)

## 5 국제보건 관계기구

① **국제적인 보건기구는 세계보건기구(WHO)가 대표적이다.**

② **1948년 4월 7일 WHO 정식 발족**

③ **우리나라는 1948년 8월 17일 65번째로 가입**

④ **세계보건기구의 본부** : 스위스 제네바 2008년 현재 195개 회원국

⑤ **세계를 6개 지역으로 나누어 지역사무소 운영**

㉠ 동지중해 지역 : 본부는 이집트의 알렉산드리아

㉡ 동남아시아 지역 : 본부는 인도의 뉴델리

㉢ 서태평양 지역 : 본부는 필리핀의 마닐라 → 우리나라 소속

㉣ 남북아메리카 지역 : 본부는 미국의 워싱턴 D.C.

㉤ 유럽 지역 : 본부는 덴마크의 코펜하겐

㉥ 아프리카 지역 : 본부는 콩고의 브라자빌

⑤ **WHO의 구체적인 기능**

- 국제 전염병 검역대책
- 각종 보건문제에 대한 협의, 규제 및 권고안 제정
- 식품, 약물 및 생물학적 제제에 대한 국제적 표준화
- 과학자 및 전문가들의 협력도모에 의한 과학의 발전
- 조사연구사업
- 공중보건과 의료 및 사회보장 향상
- 회원국 요청시 의료봉사 지원
- 모자보건의 향상
- 전염병관리
- 진단검사 기준의 확립
- 환경위생 및 산업보건관리
- 재해예방
- 정신보건향상
- 보건요원의 훈련

# 2. 모자 보건

## 1) 개요

### 1 정의

모성의 생명과 건강을 보호하고 건전한 자녀의 출산과 양육을 도모함으로써 국민의 보건향상에 기여한다.(모자보건법)

모든 임산부와 수유부의 건강을 잘 유지하고 육아기술을 획득하게 하여 안전하게 아기를 출산하고 건강하게 자녀를 키우도록 책임지고 관리한다.(WHO 모자보건 위원회)

### 2 모자보건사업의 중요성[127]

- 전체 인구의 60~70%가 모자보건의 대상에 포함되므로 대상 인구가 많다.
- 산모의 건강이 신생아의 건강에도 영향을 주므로 이중의 피해를 줄 수 있다.
- 임신과 출산은 산모에게 육체적 · 심리적으로 많은 부담을 준다.
- 어린이는 장래의 주인공으로서 이들의 건강이 장래의 국민건강을 좌우한다.
- 모자보건의 대상자는 쉽게 질병에 걸릴 수 있는 건강취약집단으로 사망률도 높고 후유증도 오래 지속된다.
- 예방과 관리가 용이하여 효과성과 효율성이 높은 사업으로 조기의 사업이 필수적이다.
- 인구증가에 따른 경제적, 사회적 문제를 해결하는데 도움이 된다.

### 3 모자보건사업의 대상과 내용[128]

#### (1) 모성보건사업

127. 박재용, op. cit., p.130

128. 김기훈 外 11인, op. cit., pp.402~403

① **광의** : 월경이 시작된 여성부터 폐경에 이르는 모든 여성, 즉 가임연령인 15~49세 까지의 여성을 말한다.
② **협의** : 임신이나 출산중인 여성, 출산 후 산욕기에 있는 여성, 수유중인 여성 등을 포함한다.

(2) 아동보건사업

① **광의** : 태아에서 사춘기에 이르는 모든 어린이
② **협의** : 0세부터 14세에 이르는 어린이

(3) 모자보건사업의 내용(WHO 전문위원회)

① **생존** : 영양, 보건교육, 자녀의 수 및 터울 조절, 환경위생 및 안전한 음료수 공급, 직업 모성을 위한 탁아사업 등
② **건강유지** : 주택 및 위생, 예방접종, 안전분만, 선별적인 건강검진, 일차보건의료 봉사 등
③ **생활의 질개선** : 질병의 진단 및 환자수송, 학교 보건사업, 탁아사업, 가족보건봉사, 위탁 양육봉사 등
④ **특수봉사** : 심신장애자에 대한 특수봉사 및 교육
⑤ **완전한 보건봉사체계** : 작업요법, 재활사업 등

## 2) 모성보건관리

### 1 산전관리

(1) 정의

임신중의 조직적이고 의학적인 서비스를 통해서 신체적, 정신적, 사회적 요구를 해결하고 모성과 태아의 건강상태를 예방하는 목적과 지향적인 의료감시를 실시한다.

### (2) 내용

건강력 조사, 과거와 현재 임신, 과거병력, 체중측정, 혈압측정, 부종여부의 파악, 유방진찰, 단백뇨, 당, 혈액검사, 임신중독증, 질출혈, 태아위치이상, 협소골반, 빈혈, 부종, 양수과다증, 복통 등에 대한 주의가 필요하다.

### (3) 산전교육(WHO에서 규정 명시)

① **임신초기부터 7개월까지** : 월 1회
② **임신 8개월~9개월까지** : 월 2회
③ **분만시까지** : 월 4회

## 2 분만관리[129]

분만이란 자궁 내에 있던 태아와 그 부속물이 산도를 지나 모체 밖으로 배출 되는 현상으로 분만과정은 짧은 시간 내에 위험한 과정이 진행된다.

- 분만 전에 철저한 준비필요
- 산모와 태아의 건강을 위한 관리필요
- 분만손상(분만시 태아와 산모의 신체에 생기는 손상)이 생기지 않도록 세심한 주의 필요

**※ 분만 손상의 증상[130]**

- 연부조직 손상 : 산류, 두혈종, 모상건막하출혈, 표피박탈, 결막출혈, 각막손상, 피하지방괴사 등
- 신경계 손상 : 안면신경마비, 상완신경마비, 횡경막신경마비, 두개내출혈, 척수손상 등
- 골근육계손상 : 쇄골골절, 상완골절, 두개골골절, 척추골절 등
- 내장손상 : 간파열, 지라파열, 부신출혈, 기흉 등

---

129. 김영규 外 6인(2000), 공중보건학, 효일, p.337
130. 야후 백과사전(동서문화사)

## 3 산후관리[131]

### (1) 산욕기

분만 후 산모의 건강이 임신 전 상태로 회복되는 기간으로 약 6주 정도이다.

- 충분한 휴식, 수분공급, 충분한 영양섭취, 대변조절
- 복부진찰과 회음부 관리, 유방관찰, 소변검사. 혈압 및 체중측정
- 필요시 내진 또는 질경검사
- 우울증 관리 등

## 4 수유관리

### (1) 모유

산모의 젖으로 초유, 이행유, 성숙유로 분류

① **초유** : 분만 후 1주일 동안 분비되며, 진하고 점조한 엷은 노란색의 젖으로 락토알부민, 글로불린이 많고 젖당과 지방이 적다. 각종 면역 항체가 함유되어 있어 신생아에 중요하다.

② **성숙유** : 수일간의 이행유를 거쳐 성숙유가 된다. 유아발육에 필요한 성분들이 알맞은 비율로 함유되어 있다.

### (2) 모유수유의 장점[132]

모유에는 림프구, 대식세포 등의 백혈구가 있어 각종 감염으로부터 장을 보호하고 설사를 예방한다.

- 배란을 억제하며 5~8개월 정도 임신을 예방한다.
- 아기에게 정서적 안정감을 준다.
- 완전 무균상태이므로 각종 감염이나 부패 변질의 우려가 없다

131. 박재용, op. cit., p.132

132. 김기훈 外 11인, op. cit., pp.406

- 소화가 용이하고 온도가 알맞다.
- 경제적이고 시간이 절약되며 산모의 산후비만증을 억제시킨다.

### 3) 영유아 보건관리

① **영아** : 1세까지의 아기
② **유아** : 학교에 입학하기 전 만 4세 이하
③ **영 · 유아와 관련된 보건관리 사항**

- 성장과 발육관리, 건강평가
- 전염병 예방
- 영양지도
- 사고의 예방
- 구강보건
- 정신보건 등

### 4) 모자보건 대책[133]

#### 1 혼인기 대책

- 건전한 생활
- 순결교육과 성교육
- 성병 예방

#### 2 임부 대책

- 전염병 예방

133. 정희곤 外 4인, op. cit., p.239

- 당뇨병, 임신중독, 임부빈혈 예방
- 정기적 검진

### 3 주산기(임신 8개월부터 출생 1주 이내) 대책

- 분만 및 영양 지도
- 혈액형 부적합 지도
- 조산아 예방 지도

### 4 영유아 대책

- 중증심신장애 지도
- 선천성 및 후천성질환 예방

### 5 건강관계 지도

- 등록지도
- 건강진단 관리

### 6 의료체제 및 보건교육체제 확립

임신건강상담소(prenatal clinic), 보건소, 산원, 영 · 유아복지시설 등의 증설과 활성화가 필요하다.

## 5) 모자보건 지표

### 1 영아사망률(infant mortality rate)

- 한 나라의 보건상태와 문화수준을 알 수 있다.
- 연간 1세 미만의 영아사망수/연간출생아수×1,000

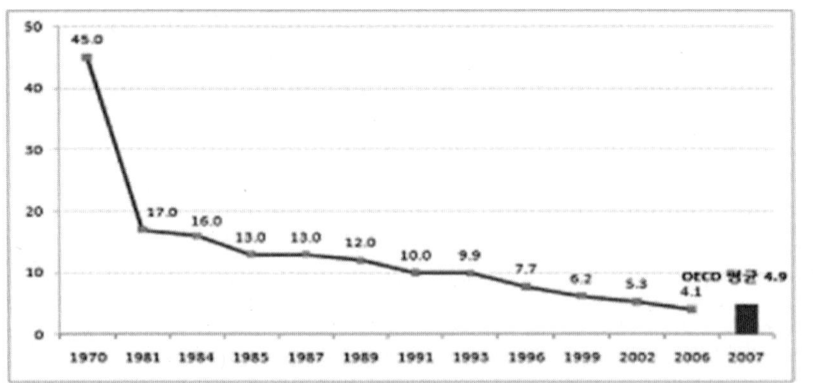


자료 : 보건복지가족부 · 한국보건사회연구원, 영아모성사망실태조사

[그림 8-2] 영아사망률(출생 1,000명당)

### 2 신생아 사망률(neonatal mortality rate)

- 신생아 사망의 주원인 : 조산, 저체중, 분만손상, 선천성기형 등
- 연간 생후 4주 이내의 사망자수/연간출생아수×1,000

### 3 후신생아 사망률(postneonatal mortality rate)

- 사망원인 : 영아돌연사증후군, 선천성기형, 폐렴, 사고 등
- 연간 생후 4주에서 12개월 미만 영아사망수/연간출생아수×1,000

### 4 초신생아사망률(hebdomadal mortality rate)

- 연간 생후 7일이내의 사망아수/연간출생아수×1,000

## 5 주산기 사망률(perinatal mortality rate)

- 원인 : 임신중독, 난산, 무산소, 저산소, 조기파수, 분만손상 등
- (임신 28주 이후의 태아사망수 + 생후 7일이내의 신생아사망수) / (정상출생수+사산수)×1,000

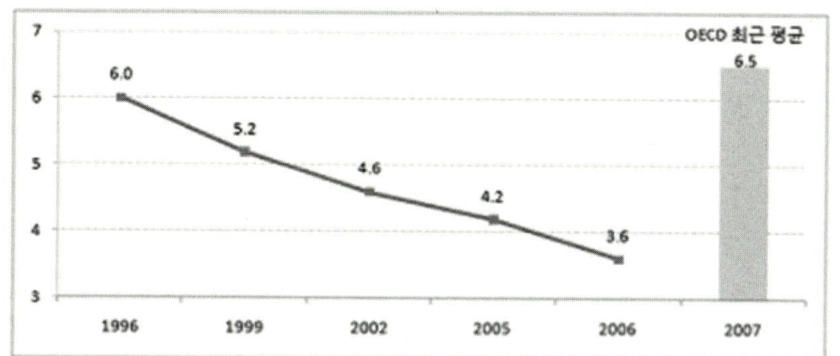


자료: OECD, OECD Health Data 2009, 2009

[그림 8-3] 주산기 사망률(출생 1,000명당)

## 6 유아사망률

연간 1~4세 사망아수/연간 1~4세 중앙인구×1,000

## 7 α-index

- 연간 영아사망아수/연간신생아 사망수
- α-index는 항상 1보다 크다
- 1에 가까울수록 그 지역의 건강수준이 높음을 의미함

## 8 모성사망률(maternal mortality rate)

- 원인 : 출혈, 임신중독증, 산욕열, 자궁외임신, 임신성고혈압, 색전증, 유산, 감염 등
- 연간 임신 또는 출산으로 인한 모성사망수/연간출생아수×10,000

# 3. 노인보건

## 1) 개념

### ■ 노인의 정의[134]

#### (1) 노인

생물학적, 사회적, 심리적 요인에 의해 변화하는 과정에 있는 사람(국제노년학회 정의)으로 일반적으로 65세 이상인 자를 말한다.

- 환경변화에 적절히 적응할 수 있는 자체조직에 결함을 가진 사람
- 자신을 통합하는 능력이 감퇴되어 가고 있는 사람
- 인체의 기관, 조직, 기능상에 쇠퇴현상이 일어나는 시기에 있는 사람
- 생활에의 적응이 정신적으로 결손되어 가고 있는 사람
- 인체조직의 예비능력이 감퇴상태에 있는 사람

※ 우리나라 인구의 평균수명 : 남자 75세, 여자 82세(2005)

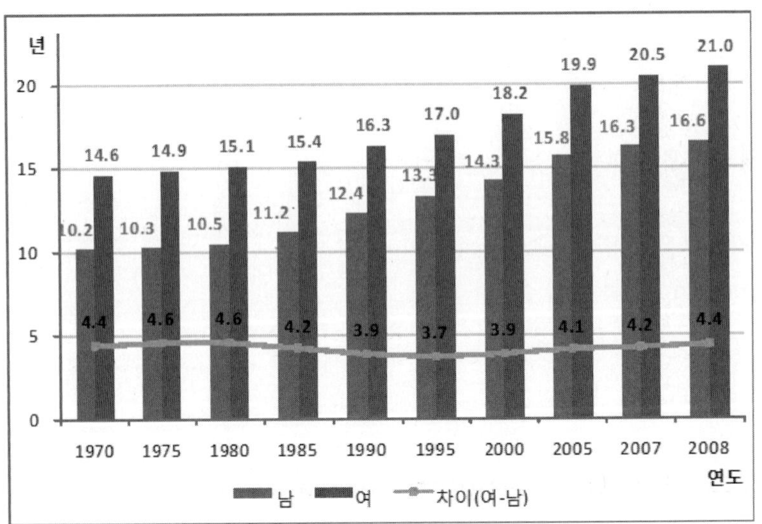


자료 : 통계청「생명표」, OECD, OECD Health Data 2009, 2009

[그림 8-4] 65세 연령의 기대여명

134. 박재용, op. cit., p.150

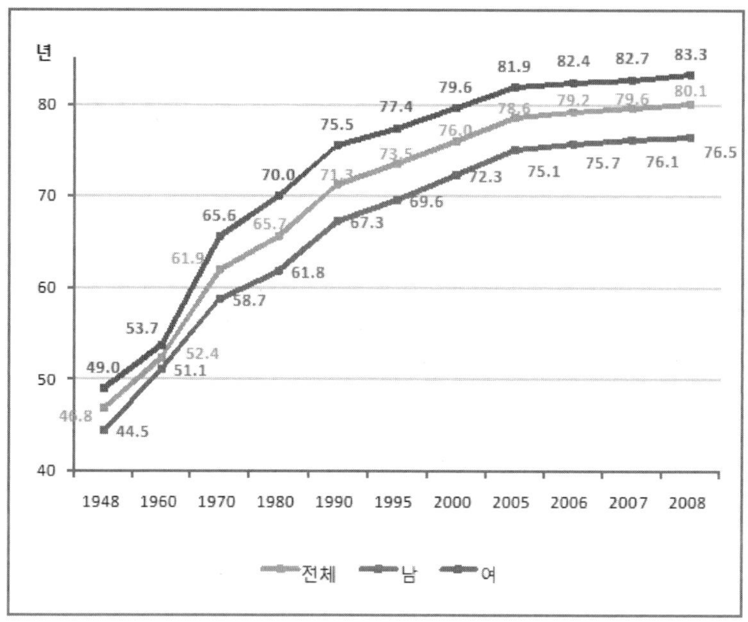


자료 : 통계청「생명표」, OECD, OECD Health Data 2009, 2009

[그림 8-5] 평균수명 추이

## 2 노인보건의 사회적 배경[135]

- 평균수명의 연장으로 노인인구가 현저하게 증가
- 고령화 사회 속에 노화의 기전이나 유전적 조절 등에 관한 관심이 높아지고 있다.
- 노인 인구의 증가에 따라 질병의 유병률과 발병률이 급격하게 증가

※ **고령화 사회 : 65세 이상 인구가 총인구의 7% 이상**

**고령 사회 : 65세 이상 인구가 총인구의 14% 이상**

**초고령 사회 : 65세 이상 인구가 총인구의 20% 이상**

135. 강병우 外 10인(2000). 공중보건학. 현문사. p.456

## 3 노인의 건강문제[136]

### (1) 신체적 변화

노화는 자연적인 현상이므로 만성적이며 복잡하다.

① **퇴행성변화** : 동맥경화증, 만성폐기종, 척추와 관절의 퇴행성변화, 전립선비대 등
② **노화에 따라 흔하게 발생하는 질환** : 악성종양, 중추신경계 혈관손상, 심장질환, 호흡기질환 등
③ **감각능력의 저하** : 시력, 청력, 촉각, 미각 등

### (2) 인지능력의 변화

지능, 기억력, 문제해결능력, 학습능력 등이 쇠퇴 및 저하된다.

### (3) 성격 및 행동특성의 변화

- 신체변화에 대한 민감한 반응
- 우울경향의 증가
- 내향성 및 수동성의 증가
- 경직성과 조심성의 증가
- 친근한 사물에 대한 애착심 증가 등

136. 박재용, op. cit., p.151

## 2) 노인의 보건사업

### 1 노인보건사업의 현황과 문제점

#### (1) 노인보건정책의 방향[137]

| 분야 | 정책과제 | 주요내용 |
| --- | --- | --- |
| 노인 건강 보장 | 장기요양 및 제가 복지 서비스 확충 | - 장기요양보호서비스 확대<br>- 재가복지서비스 확충<br>· 재가복지 인프라 확충<br>· 정부, 가정, 지역사회, 민간부문간 연계체계 구축<br>- 노인의료서비스 전문인력 확충<br>· 노인의학전문의, 노인전문간호사 신설<br>· 장기요양서비스 제공을 위한 간병전문인력의 제도화<br>· 일상생활동작 훈련을 위한 재활 전문 인력 확대 |
| | 건강증진의 확대 및 통합검진체계 구축 | - 건강검진 대상자 및 서비스 확대<br>- 건강검진 서비스 관리체계 구축 |
| | 치매관리 및 지역의료 협력 체계 구축 | - 치매관리 및 지역의료 협력체계 구축<br>· 시도별 치매전문병원 및 전문요영시설 건립 지원<br>· 저소득층 노인 등에게 정기적인 무료 치매 검진 실시<br>· 보건소 치매상담신고센터를 노인보건센터로 전환, 운영<br>· 질병의심노인에 대해 보건소에서 건강 및 영양교육실시 |
| | 장기요양비용의 부담 경감(중장기) | - 장기요양비용의 부담 경감방안 검토<br>· 노인의료복지시설 요양비용 경감방안 검토 |
| | 노인장기요양의 사회적 공동분담방안 도입(중산기) | - 노인요양보험제도 도입 검토 |
| 실버산업 활성화 | 보건의료서비스 확충 | - 민간 노인전문병원 설립 지원 및 서비스확대<br>- 민간노인재가복지서비스의 실비, 유료화 도입 |
| 노인보건 복지정책 추진체계 구축 | 노인보건복지 행정체계 개선 | - 고령사회에 대비한 행정조직 기능강화 및 연계체계 구축<br>- 중앙과 지자체 간 연계체계 강화<br>- 지역단위 보건복지 조직간 협력 및 연계체계화 |
| | 고령사회대책기본법 제정 | - 고령화대책 기본법 제정 |
| | 노인보건복지 관련 통계 인프라 구축 | - 노인보건복지 관련 통계 인프라 구축<br>· 인구센서스에 노인실태 관련 항목 확충<br>· 부처간 통계자료 공동 활동 체계 구축<br>· 통계자료에 대한 성별분리 통계 구축<br>· 노인보건복지 관련 통계 및 선진제도 분석 체계 구축 |

137. Ibid., p.155

### (2) 노인보건사업의 문제점

① **고령화 시대에 대응한 사회정책 수립의 시급성** : 압축적 인구 고령화, 연령군별 제 특성 차이와 예견되는 노인의 제 특성 변화
② **노인보건정책 수요의 급증** : 사회적 비용 및 부담의 증가
③ **노인일자리 문제** : 노인유휴인력의 증가로 사회 부양부담과 사회보장 지출이 가중된다.

• 공적 장기요양보장 제도의 효율적 시행 필요[138]

**※ 장기요양 보장제도의 필요성**

a. 급속한 고령화에 따라 치매, 중풍 등 요양보호가 필요한 노인이 급증
2003년 전 노인인구의 20.9%(83만명)
2020년 159만 명 증가 추정
b. 요양보호가 필요한 노인이 급증한 반면 핵가족화, 소자녀화, 여성의 사회참여 증가로 가정 내 노인의 요양보호는 한계
→ 요양보호 방치, 노인 학대 문제 대두 등 우려
c. 중산서민층 노인의 이용시설의 절대치 부족, 이용 부담료 과중
d. 요양병원 부족 및 요양병원수가 미비 → 노인의료비 증가 → 건강보험 재정 압박 우려

## 2 노인보건사업의 발전방향[139]

### (1) 노인 보건정책의 다원화

① **사회, 경제, 보건 부분의 연계** : 노인에 대한 인식 향상과 노인 정책의 필요성에 대한 사회적 합의 도출의 필요성
② **노인장기요양 보장제도의 확립** : 장기요양보호시설 확충 및 전문인력의 확보

138. 변재관, 밝은 노후 제4호, 한국보건사회연구원
139. 박재용, op. cit., p.162

(2) 서비스 공급의 확충

① **노인의료 전문의와 간병 전문인력의 확충과 노인보건시설의 확충 필요**
② **노인보건프로그램의 체계화 :** 노인건강증진 및 건강 상담 프로그램 정비
③ **노인질환에 대한 보장체계 강화 :** 건강보험 및 의료급여의 급여확대, 전강보험 역할 재정립을 통한 노인 보건 강화

(3) 노인보건조직의 개편

① **노인보건조직의 일원화 및 전문화 :** 노인보건정책의 수립과 집행기능의 확대강화, 노인보건정책을 담당할 전문기관의 설치 및 충분한 예산확보 필요
② **노인관계 법체계 개편 :** 노인관련 법체계의 근본적인 정비가 필요

(4) 노인보건 연구개발 기반강화

- 노인전문 연구인력 확충
- 노인보건복지 정보체계 구축
- 노인보건정책을 지원하기 위한 종합연구센터 설립
- 노인보건복지 실태 조사의 정례화
- 전국 및 지역별 노인관련 통계의 DB 구축 등

# 4. 학교보건

## 1) 학교보건의 개요[140]

140. 박재용, op. cit., p.139

## 1 학교보건의 중요성

- 학교는 지역사회의 중심체로서의 역할을 하며, 학생인구는 전체 인구의 1/4 정도가 된다.
- 학생들은 학교라는 한 장소에 모여 있으므로 사업의 효율성을 높여준다.
- 건강증진을 위해서는 보건교육이 매우 중요한데, 학교에서는 교육과정에 통합 운영할 수 있다.
- 학령기는 건강습관을 형성하는 시기이므로 이 시기에 중점적인 건강증진사업은 성인기 건강의 밑거름이 된다.
- 학생은 배우려는 의욕이 강하여 보건교육의 효과가 빨리 나타나고, 건강에 관한 지식의 생활화가 용이하다.
- 학생들을 통하여 학부모들에게까지 건강지식이나 정보가 전달될 수 있어 지역주민 다수에게도 사업의 효과가 미칠 수 있다.

## 2 학교보건의 목적

- 학교보건 대상자인 학생과 교직원이 건강하고 안전하게 생활할 수 있도록 그들의 질병을 관리하고, 질병으로부터 예방하고, 건강을 보호 · 유지 · 증진함을 목적으로 한다.
- 또한 학생과 교직원이 이러한 능력을 스스로 갖추도록 하는데 있다.

**※ WHO 학교건강증진 원칙 : 학교보건보다 좁은 의미**

- 전체 학생들의 일상생활에 관한 전반적인 내용을 포함한다.
- 학생들의 건강문제의 원인이나 결정요인에 초점을 둔 활동이다.
- 학생들의 건강유해요인을 감소시키기 위한 의사소통, 교육, 학교생활, 경제적 도움, 학교조직의 변화, 그리고 학교개발 등의 다양한 활동을 포함 한다.
- 효과적이고 확실한 학생들의 참여를 목표로 한다.
- 학교건강증진의 활성에 가장 중점적인 역할을 하는 사람은 학교보건교사로 일차 건강관리자이다.

## 2) 학교보건의 범위와 내용[141]

**① 학교보건의 학교보건관리와 보건교육으로 구성**

→ 이 영역이 유기적인 조직으로 보건활동이 이루어지는 것이 바람직하다.

**② 학교보건의 구체적인 내용**

㉠ 학교 보건 봉사 : 건강평가, 건강상담, 전염병관리, 구강보건관리, 응급처치 및 안전관리, 교직원의 건강관리

㉡ 학교환경위생 : 교지의 환경, 학교 교사에 대한 전반적인 환경

㉢ 학교보건교육 : 학생들의 올바른 건강생활을 실천하도록 건강관리 능력 교육

㉣ 학교급식관리 : 학교급식의 중요성과 목적 등을 구체적으로 교육

**※ 학교건강증진 지침(WHO) : 중국 상하이 학교건강증진 워크(1995. 12)[142]**

**A. 학교건강정책**(School health policy)

a. 학교에 건강한 음식 공급에 관한 급식정책이 있어야 한다.

b. 학교는 완전 금연상태이고, 모든 학교활동에서 술이나 향정신성 약물을 금지한다.

c. 학교는 의약품 관리정책이 있어야 한다. : 건강관리 후 투약, 기록 및 보관한다.

d. 학교는 응급처치에 관한 정책을 가져야 한다.

e. 학교는 건강검진에 관한 정책이 있어야 한다.

f. 학생들의 건강상 위해로운 환경이나 사건 발생시 이에 관한 휴교조치 정책이 있어야 한다. : 전염병 발생, 극심한 무더위, 혹한 등에 대한 조치 필요

g. 학교는 재난시 이에 관한 안전계획이 있어야 한다.

h. 간염 및 HIV/AIDS 통제와 안전관리에 대한 정책이 있어야 한다.

**B. 학교의 물리적 환경**(Physical environment)

a. 학교내와 주변에 안전한 환경을 유지한다. : 정기적 안전검사, 교통사고 예방

---

141. 김영규 外 6인(2000), 공중보건학, 효일, p.368

142. 박재용, op. cit., p.140~142

b. 적절한 위생과 안전한 음용수를 제공한다.
c. 환경보호를 실시한다. : 분리수거, 1회용 물품사용을 억제한다.
d. 학생은 학교시설을 잘 관리해야 한다. : 분리수거, 학생의 학교환경 미화에 참여한다.
e. 가능한 최선의 물리적 환경을 확보함으로써 학습능력을 올리도록 한다.

**C. 학교의 사회적 환경(Social environment)**

a. 학생과 교직원의 정신건강과 사회적 요구의 지지적인 분위기를 형성 한다.
b. 학교출석과 참여가 잘 되도록 돌봄, 신뢰, 좋은 친구관계의 환경을 조성한다.
c. 학교는 특별장애아동에게 적절한 지지나 도움을 제공한다.
d. 모든 학생들의 가치와 개별성이 존중되는 환경을 조성한다.
e. 학교는 학부모에게 필요되는 교육환경을 제공함 : 학부모 교육프로그램 운영

**D. 지역사회 유대관계(Community relationship)**

a. 가정과 지역사회가 학교생활에 참여한다, 학교운영위원회 등
b. 학교는 지역사회와의 관계에 적극적이어야 한다.

**E. 개인건강기술(Personal health skills)**

a. 교과과정은 건강문제를 전반적이고 연속성 있게 접근 · 포함 시킨다.
b. 교육과정은 학생들의 건강증진에 대한 이론과 이를 실천할 수 있도록 계획한다 .
c. 교사들은 학교건강증진에 주된 역할을 할 수 있는 자격이 있다.
d. 기타 주요 관련자들에게도 학교건강증진에 관한 기술을 습득할 수 있는 기회가 제공되어야 한다.

**F. 학교보건봉사(School health service)**

a. 학생과 교직원의 요구에 적합한 건강관리를 제공한다.
b. 지역보건사업기관은 학교건강증진 프로그램에 기여해야 한다.
c. 보건교사는 교사들에게 건강관리에 대한 훈련을 실시한다.

### 3) 학교보건법

#### 1 목적

이 법은 학교의 보건관리와 환경위생정화에 필요한 사항을 규정하여 학생 및 교직원의 건강을 보호·증진하게 함으로써 학교 교육의 능률화를 기함을 목적으로 한다.

#### 2 보건시설의 필요성

보건실을 설치하고 학교보건에 필요한 시설 및 기구를 갖추어야 한다.

#### 3 학교의 환경위생 및 식품위생

학교의 장은 교육부령이 정하는 바에 따라 교사 안에서의 환기·채광·조명·온습도의 조절, 상하수도·화장실의 설치 및 관리, 오염공기·폐기물·소음·분진의 예방 및 처리 등 환경위생과 식기·식품·음료수의 관리 등 식품위생을 적절히 유지·관리하여야 한다.

#### 4 학교 환경위생정화구역의 설정

학교의 보건·위생 및 학습환경을 보호하기 위하여 교육감은 대통령령이 정하는 바에 따라 학교 환경위생정화구역을 설정하여야 한다.

이 경우 학교환경위생정화구역은 학교경계선으로부터 200m를 초과할 수 없다.

## 5 정화구역 안에서의 금지행위 등

누구든지 학교환경위생정화 구역 안에서는 다음에 해당하는 행위 및 시설을 하여서는 안된다.

- 대기환경보전법 및 수질환경보전법에 의한 배출허용기준 또는 소음·진동규제법에 의한 규제기준을 초과하여 학습과 학교보건위생에 지장을 주는 행위 및 시설
- 극장, 총포화약류의 제조장 및 저장소, 고압가스·천연가스·액화석유가스 제조소 및 저장소
- 도축장, 화장장
- 폐기물 수집 장소
- 폐기물처리시설·폐수종말처리시설·축산폐수배출시설·축산폐수시설 및 분요처리시설
- 가축의 사체처리장 및 동물의 가죽을 가공·처리하는 시설
- 전염병원, 전염병격리병사, 격리소
- 전염병요양소, 진료소
- 가축시장
- 주로 주류를 판매하면서 손님이 노래를 부르는 행위가 허용되는 영업 및 위와 같은 행위 이외에 유흥종사자를 두거나 유흥시설을 설치할 수 있는 손님이 춤을 추는 행위가 허용되는 영업
- 호텔, 여관, 여인숙
- 사행 행위장 및 경마장
- 기타 제1호 내지 제13호와 유사한 행위 및 시설과 미풍양속을 해하는 행위 및 시설로서 대통령령으로 정하는 행위 및 시설

## 6 신체검사에 관한 것

학교의 장은 매년 학생과 교직원에 대하여 신체검사를 실시하여야 한다. 단, 교직원은 건강진단으로 대체 가능하다.

## 7 등교중지

학교의 장은 제7조의 규정에 의한 신체검사의 결과 전염병에 감염되었거나, 되었다는 혐의가 있거나, 감염될 우려가 있는 학생 및 교직원에 대하여 대통령 령이 정하는 바에 따라 등교를 중지시킬 수 있다.

## 8 학생의 보건관리

학교의 장은 학생의 체위향상, 영양관리, 질병의 치료 및 예방, 약물남용의 예방 등을 위하여 필요한 지도를 하여야 한다.

## 9 학생의 안전관리

학교의 장은 학생의 안전사고를 예방하기 위하여 학교의 시설 · 장비의 점검 및 개선, 학생에 대한 안전교육의 실시, 기타 필요한 조치를 하여야 한다.

## 10 교직원의 보건관리

신체검사결과 또는 신체검사에 갈음하는 건강진단의 결과 필요한 때에는 교직원에 대한 질병의 치료 및 근무여건의 개선 등 필요한 조치를 하여야 한다.

## 11 질병의 예방

감독 교육청의 장은 전염병 예방과 학교보건이 필요한 때에는 당해 학교의 휴교를 명할 수 있으며, 학교의 장은 필요시 휴업을 할 수 있다.

### 12 전염병예방 접종의 시행

시장 · 군수 또는 구청장이 전염병예방법 제11조 및 제12조의 규정에 의하여 학교의 학생 또는 교직원에게 전염병의 정기 또는 예방접종을 실시함에 있어서는 당해 학교의 또는 양호교사(간호사면허를 가진 자에 한함)를 접종요원으로 위촉하여 그들로 하여금 행하게 할 수 있다.

### 13 학교의사·약사 및 양호교사

학생 및 교직원의 보건관리를 담당하는 학교의사(치과의사 및 한의사를 포함한다.)· 학교 약사 및 양호교사를 둔다.

### 14 보건기구의 설치 등

학교보건관리에 필요한 기구 및 공무원을 둘 수 있다.

### 15 학교보건위원회

학교보건의 중요시책을 심의하기위해 학교보건에 경험이 있는 15인 이내의 위원으로 구성된 학교보건위원회를 둔다.

# 참고문헌


강병우 외 6인(2000), 공중보건학, 현문사

고성진 외 7인(1994), 공중보건학, 지구문화사

고한철 외 5인(2003), 공중보건학의 이해, 신광출판사

구성회 외 5인(2001), 공중보건학, 고문사

김경희 외 7인(2001), 미용공중보건학, 성화

김기훈 외 11인(2003), 공중보건학, 정문각

김기훈 외 2인(2008), 노인보건복지론, 계축문화사

김동석(2002), 공중보건학, 수문사

김동석 외 17인(2006), 공중보건학, 수문사

김모임 외 5인(2004), 대상자 중심의 지역사회간화학, 현문사

김영규 외 6인(2000), 공중보건학, 효일

김정순(1990), 역학원론, 신광출판사

김정순(2001), 한국인의 건강과 질병양상, 신광출판사

김정혜(1994), 역학과 전염병관리, 청구문화사

김종규(2007), 웰빙사회와 보건, 신광출판사

김종오 외 3인(1993), 공중보건학, 청구문화사

김치년 외 10인(2008), 핵심 산업보건, 신광출판사

김화중 외 2인(2002), 지역사회간호학, 수문사

노완섭 외(1987), 식품미생물학, 진로연구사

문성기 외 12인(2002), 공중보건학, 고문사

박승권(1998), 정신위생, 양서원

박재용(2007), 보건학개론, 경북대 보건대학원

박재용(2008), 보건행정학, 경북대 보건대학원

박홍현 외 5인(2000), 공중보건학, 광문각

백원칠(2009), 공중보건학, 교학연구사

보건복지부(2007), 2005년 국민건강영양조사

보건복지부(2006), 보건복지백서

보건복지포럼 7월호 통권 제165호(2010), 한국보건사회연구원

안용근 외 8인(2000) 공중보건학, 효일

옥은성(1998), 공중보건학, 신광출판사

윤순녕 외 7인(2000), 건강증진, 수문사

윤철경(2007), 웰빙 밥상 보고서, 개미와 베짱이

이선자 외 2인(2005), 지역사회보건간호학, 신광출판사

이인모(2001), 공중보건학, 계축문화사
장창곡 외 3인(1999), 공중보건학, 한국방송대학출판부
전국대학 보건관리학 교육협의회(1995), 보건학원론, 계축문화사
전계식(2000), 공중보건학, 정문각
정일록(1988), 소음, 진동 이론과 실무, 형설출판사
정희곤 외 4인(2004), 공중보건학, 광문각
조경진 · 원종만(1996), 공중보건학, 고문사
조경환(1996), 건강소식, 제20권 제3호 통권 208호, 한국건강관리협회
천병렬(2007), 보건연구방법론, 경북대학교 의과대학 예방의학교실
최삼섭 외 3인(1985), 예방의학과 공중보건, 계축문화사
최연희(2007), 지역사회간호의 이론과 실제, 경북대학교 보건대학원
한국환경보건학회(2008), 환경보건학, 신광출판사
한병규(2003), 공중보건학, 신정
홍양자 · 이경옥(1995), 현대사회의 건강과 운동, 21세기교육사
홍창의(1990), 소아의 예방접종, 보건주보, 제744호, 보건복지부
황수관(1992), 성인병과 운동, 연세대학교 스포츠과학연구소
황수관 · 최건식(1994), 운동처방과 건강, 금광

Jennie Naidoo & Tane Willis(2000), Health Promotion -Foundations for Practice- , London, Harcourt Health Sciences
Peter Conrad & Rochelle Kern(1981), The sociology of health and illness, St. Martin's Press
Picket GE, Hanlon JJ.(1990), Public Health Administration and Practice, 9thed, St, Louis: Times Mirror/Mosby College Publishing
Strauss, A., and J. M. Corbin(1988), Shapping a new health care system,The jossey-bass public administration series
World Health Organization(1985), Basic Documents, 35th ed, Geneva

http://www.hp.go.kr
http://www.kihasa.re.kr
http://www.kosha.or.kr
http://www.kostat.go.kr
http://www.mw.go.kr
http://www.naver.com
http://www.nier.go.kr
http://www.yahoo.com

# 공중보건학

초판 인쇄 2010년 8월 15일
초판 발행 2010년 8월 20일

지은이 김정진
펴낸이 양철문
펴낸곳 교학연구사

관　　리 양진수 · 이헌수
마 케 팅 이영근
편집·디자인 김윤경

주　　소 서울특별시 마포구 공덕동 105-67
전　　화 02-717-3554(영업부)
전　　화 02-703-1140(편집부)
팩　　스 02-717-3567
Home page http://www.교학연구사.com

등록 제10-17호(1980. 4. 14)

정가 12,000원



ISBN 978-89-354-0461-2 93690